U0258519

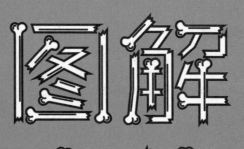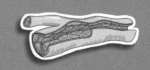

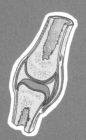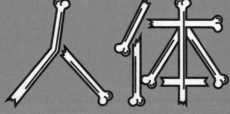

图解人体

HUMAN ANATOMY
AN ILLUSTRATED
GUIDE FOR ALL AGES

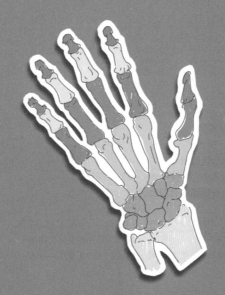

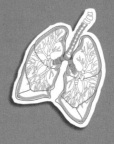

［澳］肯·阿什威尔（Ken Ashwell）著

王悦　译

中信出版集团 | 北京

图书在版编目（CIP）数据

图解人体 /（澳）肯·阿什威尔著；王悦译 . -- 北
京：中信出版社，2024.6
书名原文：Human Anatomy: An Illustrated Guide
for All Ages
ISBN 978-7-5217-6465-9

I. ①图… II. ①肯… ②王… III. ①人体－普及读
物 IV. ① R32-49

中国国家版本馆 CIP 数据核字（2024）第 061148 号

图解人体
著者： ［澳］肯·阿什威尔
译者： 王悦
出版发行：中信出版集团股份有限公司
（北京市朝阳区东三环北路 27 号嘉铭中心 邮编 100020）
承印者： 北京利丰雅高长城印刷有限公司

开本：787mm×1092mm 1/16 印张：13.25 字数：150 千字
版次：2024 年 6 月第 1 版 印次：2024 年 6 月第 1 次印刷
京权图字：01-2024-0994 书号：ISBN 978-7-5217-6465-9
定价：79.00 元

目 录

CONTENTS

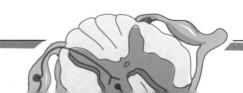

引 言

从构成人体组织的 50 万亿个微小细胞，到维系我们生命的几大系统中的大型复杂器官，这本图文并茂的书将带领我们探索人体的奇妙世界。

你知道"anatomy"（解剖学）这个词其实来自希腊语的"切割"吗？解剖学中的另一个重要的词——dissection——也来自拉丁语，意思同样也是"切割"。一切如此顺理成章，这就是解剖学的起源——切割人体，观察与描述肉眼可见的器官和体腔。即使在 17 世纪出现了显微镜，解剖学家也依旧会使用锋利的刀具把人体组织切得足够薄，以便观察细胞和组织的细节。

20 世纪电子显微镜的发明，使解剖学家能够研究更薄的人体组织切片。如今，有了强大的激光显微镜，我们就可以研究人体组织的光学切片。因此，解剖学就是一门通过解剖身体各个部位，让我们更清晰地观察和了解它们的学科。

颅骨包含鼻旁窦。

循环系统把气体、营养素、蛋白质和废弃物运送到人体各处。

对解剖学的第一次准确描述是在文艺复兴早期，当时安德烈亚斯·维萨里（Andreas Vesalius）等解剖学科学先驱开始解剖无人认领的尸体，并精确记录下他们看到的一切。维萨里的七卷本《人体的构造》（*De Humani corporis fabrica libri septem*）出版于1543年，被公认为最伟大的科学著作之一。在此之前，大多数关于人体的知识来自罗马皇帝马可·奥勒留的医生盖伦解剖猪、猴子和狗的经验。盖伦的解剖学学说从古典时代流传下来，虽然少有人质疑，但其中存在许多错误，阻碍了医学科学和外科学的发展。维萨里则把解剖和精确的插图说明相结合，突破了陈旧观念的束缚。

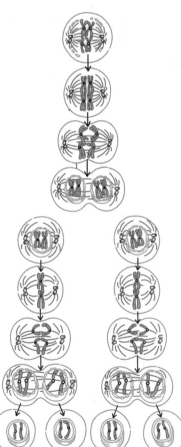

减数分裂发生在性细胞的产生过程中。

舌头上大约有10 000个味蕾。

解剖学是一门视觉科学，所以本书绘制了色彩鲜艳、简单易懂的插图，人体结构的关键要素就体现在其中。本书利用图片和图表强化事实和理论，这对视觉型学习者来说特别有用。我们要看的不仅仅是结构的形状，还有它们与其他结构的空间关系。掌握单一平面上的二维关系后，再借助分层插图推进纵深思考，我们对人体的理解就能更上一层楼。当巩固所学知识时，先抄写图表，再看看能否凭记忆默写出这些图表。

正如维萨里所指出的，好的科学需要观察者亲自观察事物，因此，请大家尝试把书中的图片和在自己身体上所能找到的特征联系起来。许多骨骼、肌肉、血管和神经都靠近皮肤表面，大家可以通过触摸和观察来确定它们的位置。你的身体就是你的老师，本书则是你的向导。欢迎进入人体解剖学的世界！

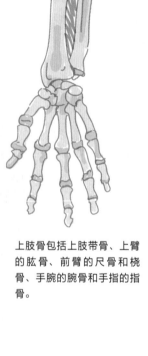

上肢骨包括上肢带骨、上臂的肱骨、前臂的尺骨和桡骨、手腕的腕骨和手指的指骨。

第 1 章

人体系统大盘点

人体由超过 50 万亿个细胞组成，这些细胞分属不同的组织，这些组织又集合成器官，各种器官共同构成人体系统并发挥作用。

共同执行特定功能的一组相关器官被称为人体系统。不同的人体系统能够实现消化、运动、免疫或生殖等功能。

接下来我们将讨论人体解剖学中的人体系统，它们分别是皮肤（表皮）系统、骨骼系统、肌肉系统、神经系统、循环系统、免疫/淋巴系统、呼吸系统、消化系统、泌尿系统、生殖系统和内分泌系统。

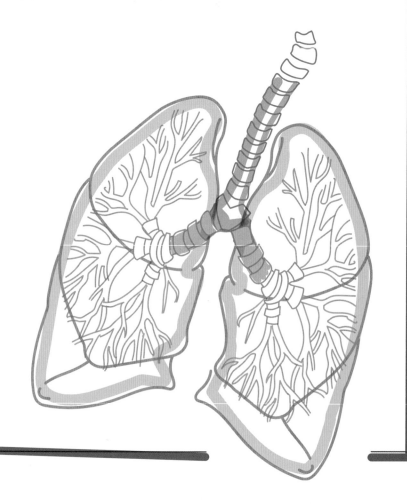

关于人体系统，你需要先了解这些

人体系统的组成部分可能很大，比如脑、心脏或肝；也可能很小，比如免疫系统细胞。

稳态

人体系统具有所有动物共有的基本功能。其中最重要的功能之一是稳态。顾名思义，**稳态**是指维持恒定的体内环境。稳态尤其重要，因为所有人体系统必须齐心协力，让体内状态保持在严格的限定范围内，这样才能维持我们的生命。保持稳态，需要具备监测体内状态（比如血糖、血压和离子平衡）的能力，以及通过调动营养储备、增加肺通气量、收缩肌肉或肠道平滑肌、激活腺体等手段做出有效反应的能力。

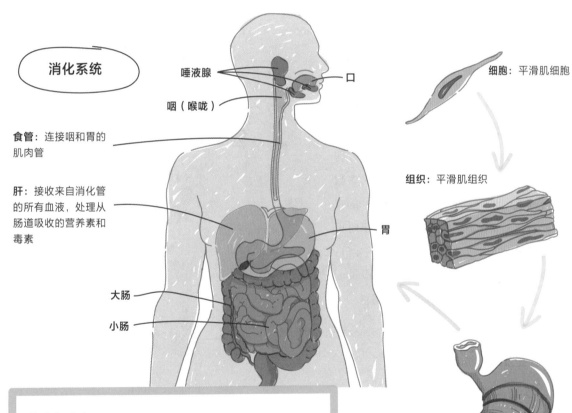

消化系统

唾液腺

口

咽（喉咙）

食管：连接咽和胃的肌肉管

肝：接收来自消化管的所有血液，处理从肠道吸收的营养素和毒素

大肠

小肠

胃

细胞：平滑肌细胞

组织：平滑肌组织

器官：胃内的平滑肌组织层

稳态和疾病

无法维持稳态是心脏病、肾病等各种疾病的共同特征。大部分医疗干预都是为了恢复人体内的最佳状态，也就是使人体系统恢复正常的外部应用稳态。

骨骼系统

骨骼系统由骨以及骨之间的关节组成。一个成年人身上大约有 206~213 块骨头。这种差异是由肌腱中的小块籽骨（形似芝麻粒）的数量不同导致的。

骨的构成

骨很像钢筋混凝土或玻璃纤维，因为它是一种复合材料。这意味着骨是由有机纤维（主要是 I 型胶原蛋白）和细胞（骨细胞）组成的，两种成分都嵌入磷酸钙晶体矿物基质中，这种矿物基质叫作**羟基磷灰石**。矿物基质提供硬度，有机纤维成分提供弹性、降低脆性。失去矿物质的肋骨会变得十分柔软，可以打个结。

骨在受压时远比在张力（外拉）或剪切力（侧拉）作用下更坚固，所以大多数骨折都发生在施加于骨的作用力与骨的长轴成直角的情况下。大腿的**股骨**受压时可承受的强度，大约是相同宽度木头的 4 倍；而像股骨这样的长骨是中空的，可以最大限度地提高强度，同时把重量降到最低。

骨骼系统的功能

* 为身体塑形
* 作为肌肉的附着物
* 保护内脏
* 储存必需的矿物质（钙和磷）
* 供应红骨髓（制造红细胞、白细胞和血小板）
* 供应黄骨髓（储存脂肪）

一些骨和关节的例子

颅骨

锁骨

上肢带骨

肩关节（盂肱关节）：球窝滑膜关节

肋骨

肱骨

耻骨联合：软骨关节

脊柱

桡骨

尺骨

骨盆（髋）带

股骨

膝关节：双髁状滑膜关节

髌骨

腓骨

胫骨

骨有许多不同的形状，包括长骨、短骨、扁骨、籽骨和不规则骨。

许多长骨是通过在软骨雏形中形成骨化中心而形成的（软骨内成骨），但一些扁骨，比如下颌骨和颅骨板，是通过膜内的矿化形成的（膜内成骨）。

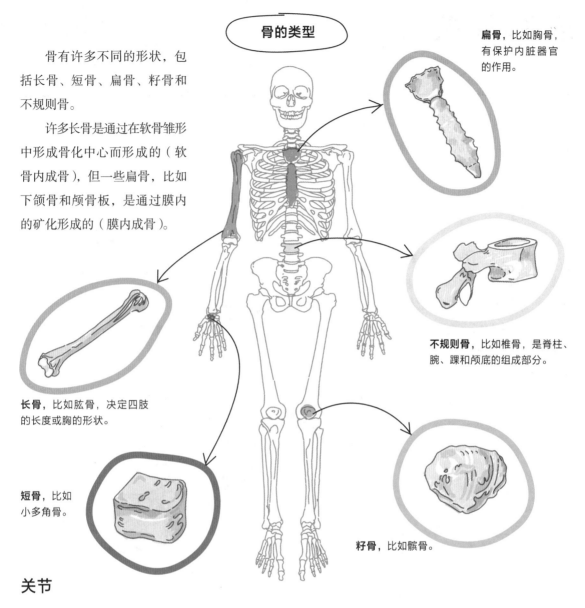

骨的类型

扁骨，比如胸骨，有保护内脏器官的作用。

不规则骨，比如椎骨，是脊柱、腕、踝和颅底的组成部分。

长骨，比如肱骨，决定四肢的长度或胸的形状。

短骨，比如小多角骨。

籽骨，比如髌骨。

关节

骨与骨之间的连接处被称为**关节**。有的关节非常稳定和固定（比如颅骨间的缝[①]），有的不太稳定且更灵活（比如肩和髋上的球窝关节）。关节的稳定性是通过相邻骨骼表面的紧密贴合来实现的，比如股骨球紧实地嵌入髋骨窝，关节周围被结实的韧带包裹，以及关节处长有强健的肌肉。

① 缝指两骨或多骨的边缘借助少量纤维结缔组织连接在一起的构造。

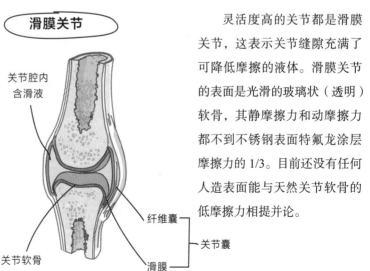

滑膜关节

关节腔内含滑液

纤维囊

关节囊

关节软骨

滑膜

灵活度高的关节都是滑膜关节，这表示关节缝隙充满了可降低摩擦的液体。滑膜关节的表面是光滑的玻璃状（透明）软骨，其静摩擦力和动摩擦力都不到不锈钢表面特氟龙涂层摩擦力的 1/3。目前还没有任何人造表面能与天然关节软骨的低摩擦力相提并论。

肌肉系统

肌肉通过收缩产生运动。骨骼肌（随意肌）附着在骨骼上，把肌肉从一端拉向另一端，从而在关节处产生运动。

肌肉结构

骨骼肌由平行排列的**肌纤维**组成，构成**肌束**。肌纤维必须由神经激活，神经与肌肉相接的部位被称为**神经肌肉接头**。

肌肉的力量取决于有多少肌束平行排列，即横截面积。产生肌肉收缩的蛋白质被称为**肌原纤维**。

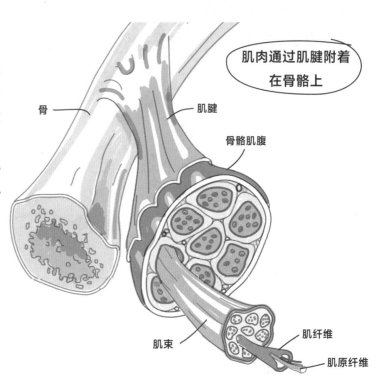

肌肉通过肌腱附着在骨骼上

骨
肌腱
骨骼肌腹
肌束
肌纤维
肌原纤维

肌肉有三种主要类型，包括骨骼肌、心肌和平滑肌。

骨骼肌附着在骨骼上，构成了人体的大部分肌肉（约占瘦体重的70%~80%）。由于产生收缩的肌肉蛋白（肌动蛋白和肌球蛋白）呈规则排列，所以我们在显微镜下看到的是有规律的条纹。

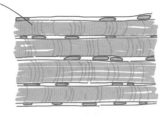

心肌和骨骼肌一样呈条纹状，但不是骨骼肌，心肌只存在于心脏壁。

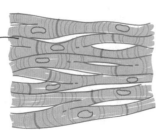

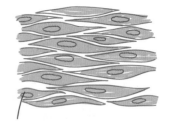

平滑肌没有条纹，因为产生收缩的蛋白质是无规律排列的，不过平滑肌在加固中空器官（如血管、气道和消化管）的壁和控制内径方面非常重要。

肌肉的形状与功能

不同形状的肌肉发挥着不同的功能。

* **强有力的肌肉**（比如**咬肌**和臀大肌）：相对于其大小而言，具有较大的横截面积

* **聚合状肌**（比如胸大肌）：扇形肌肉，肌纤维在此聚集成肌腱

* **梭形肌**（比如肱二头肌）：位于上臂的纺锤状肌肉

* **片状肌**（比如腹壁肌）：保护内脏，移动躯干

* **平行肌**（比如缝匠肌）：长条状、像皮带的大腿肌肉，由许多肌纤维组成

* **环状肌**（比如口轮匝肌）：环绕口周围的环形肌肉

* **多羽肌**（比如三角肌）：许多羽状（指像羽毛）束形成肩部的圆形曲线

* **羽肌**（比如股四头肌）：沿两个方向生长的肌纤维附着在中心腱上

* **半羽肌**（比如胫骨前肌）：肌纤维仅从一个方向附着在肌腱上

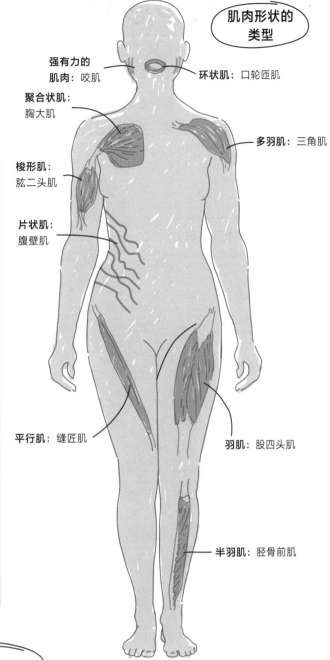

肌肉形状的类型

环状肌：口轮匝肌
强有力的肌肉：咬肌
聚合状肌：胸大肌
多羽肌：三角肌
梭形肌：肱二头肌
片状肌：腹壁肌
平行肌：缝匠肌
羽肌：股四头肌
半羽肌：胫骨前肌

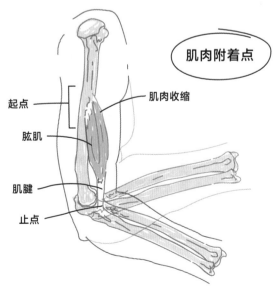

肌肉附着点

起点
肌肉收缩
肱肌
肌腱
止点

肌肉是如何工作的

尽管肌肉在受力时可以拉长，从而流畅地改变肢体的位置，但肌肉只能通过收缩来产生运动。大多数肌肉都是通过肌腱附着在骨骼上，并有一个止点。留意一下肌肉包绕着哪些关节以及肌肉绕过了关节的哪一侧，就能推断出肌肉的作用。例如，位于肘前部的肱肌就是肘屈肌。

神经系统和感觉

神经系统具有感知、信息处理、决策和控制身体运动等功能。神经系统中最重要的一种细胞是神经元，实际上就是它们在处理和传递信息，但神经元需要支持。

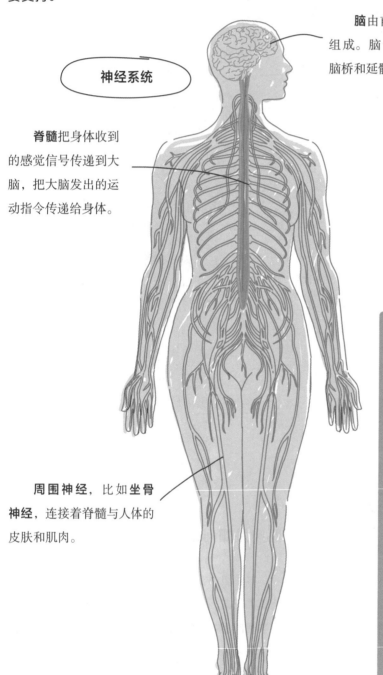

神经系统

脑由前脑、脑干和小脑组成。脑干又细分为中脑、脑桥和延髓。

脊髓把身体收到的感觉信号传递到大脑，把大脑发出的运动指令传递给身体。

周围神经，比如**坐骨神经**，连接着脊髓与人体的皮肤和肌肉。

神经系统的细胞类型

神经系统有 4 种重要的细胞类型：

* **神经元**：处理和传输信息
* **神经胶质**：支持细胞的一种，对控制神经元的生存环境、包裹神经纤维以加速信息传递起到至关重要的作用
* **血管**：神经组织需要丰富的血管供应，脑是所有组织中静息代谢率最高的
* **脑脊膜**：包绕大脑的膜性覆盖物

树突接收来自其他神经元的信息。大多数轴突通过化学突触与树突连接。

神经元

轴突把神经冲动从一个神经元传递到其他神经元。大多数轴突与其他神经元的树突相连。

星形胶质细胞是维持中枢神经系统内环境的细胞，形状像星星。星形胶质细胞与血管相接，维持血液和脑组织之间的屏障（血脑屏障）。

血管

轴突终末负责连接其他神经元的树突、细胞体或轴突。

髓鞘是一种脂质物质，能隔绝神经元的轴突（神经纤维），提高神经冲动的传导速度。

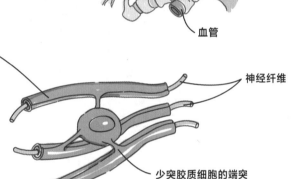

神经纤维

在中枢神经系统中，髓鞘由**少突胶质细胞**制造；在周围神经系统中，髓鞘由施万细胞制造。

少突胶质细胞的端突

神经元

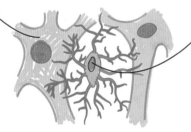

小胶质细胞体形较小，负责监测中枢神经系统的免疫环境，检测外来入侵者，并启动应对这些入侵者的措施。

脑室是脑中充满液体的腔，由胚胎神经管衍生而成。

室管膜细胞产生脑脊液。室管膜区可能含有用于神经再生的干细胞。

室管膜保护脑和脊髓组织，避免其接触脑室液体（脑–脑脊液屏障）。

神经系统

神经系统分为控制脑和脊髓的**中枢神经系统**（CNS），以及除中枢神经系统以外由神经和神经元组成的**周围神经系统**（PNS）。

人脑平均约有 800 亿个神经元，胶质细胞的数量也相差无几。人的脊髓有 7 000 万个神经细胞，而消化管壁（肠神经系统）的神经细胞甚至更多！

保护脑和脊髓的骨骼

引流脑部血液的**静脉**可能会因为头部受到的剧烈撞击（例如车祸）而撕裂。

颅骨是脑的容器，由骨板（额骨、顶骨、枕骨和颞骨）构成，这些骨板由缝锁合，形成具有保护性的圆顶。

寰椎是脊柱的第一脊椎。它是一种十分脆弱的环状结构，猛击头部可能会使其断裂。

枢椎是第二脊椎，它使寰椎可绕枢椎的长齿突旋转。

由于颈椎较纤细，**颈脊髓**很容易受损。它包含控制膈肌的运动神经元（膈神经核），膈肌对肺通气而言至关重要。

中枢神经系统

中枢神经系统对物理损伤非常敏感。它受到由缝锁合的硬骨板保护。颅底也具有刚性，由致密的骨骼构成，通常只有在遭遇重击或车祸的情况下才会断裂。脊髓由脊柱的环绕骨（椎骨）保护。

颈椎区域的椎骨是最小也是最脆弱的。这就是车祸造成的颈部挥鞭伤如此危险，以及稳定颈部是急救关键步骤的原因所在。颈椎区域的脊髓损伤可导致丧失知觉和四肢瘫痪。即使受到颅骨保护，脑部也很容易因车祸中急剧加速、减速或头部遭遇重击而受损。

周围神经系统和肠神经系统

　　周围神经系统由中枢神经系统之外的神经和神经细胞组成。神经节是周围神经系统中神经细胞体的集合。神经节包含感觉神经节和自主神经节（用于控制自主功能）。通常来说，自主神经系统（ANS）分为交感神经系统（用于紧急情况）和副交感神经系统（用于维持恢复功能）。

　　消化管的1亿个肠神经元负责控制肠平滑肌的运动和肠腺分泌液的分泌。

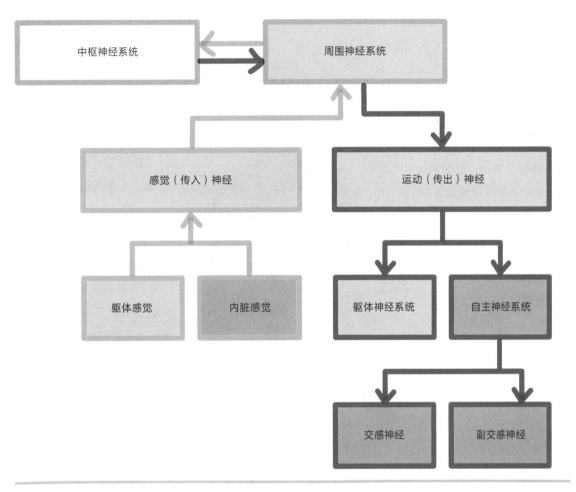

感觉

　　主要的感受器官与神经系统紧密相连。我们通常认为只有5种感觉（视觉、听觉、嗅觉、味觉和触觉），但其实还有更多，包括：

　　　　* 头部在空间中的位置
　　　　* 头部加速或旋转
　　　　* 肢体关节位

　　* 内脏充盈或排空（如胃、肠和膀胱）
　　* 腹膜紧张

　　就连触觉也比我们通常认为的要复杂得多，因为它包括：

　　　　* 简单的触摸（如触摸棉球）
　　　　* 疼痛和瘙痒

　　* 压力
　　* 温度觉
　　* 震颤（实际上是表面构造的感觉）
　　* 两点辨距觉（区别是单点刺激还是由邻近两点共同刺激的感觉能力）

循环系统和血液

循环系统由心脏和血管组成，它的作用是在人体内运输气体、营养素、废弃物和蛋白质。

血管

离心的血管里流着血压高（25~150 毫米汞柱）的血液，被称为动脉；把血液运回心脏的血管里流着低压血，被称为静脉。

动脉壁上有平滑肌，可增加血管弹性，调节血压。

心跳

人的心脏在胚胎发育 4 周时开始跳动，直至死亡时才停止，所以人的心脏一生中平均可跳动 25 亿次。每次心跳排出大约 70 毫升血液，所以人一生中可以泵出超过 1.5 亿升的血液。

循环系统

静脉是可扩张的血管，能储存血液和提供液体储备。

心脏是位于胸腔中心（纵隔）的四腔泵。心脏的两个心房负责接收静脉血，内个心室负责把血液泵入动脉。

毛细血管是极小的血管，人体组织通过它们互相交换气体、营养素和废弃物。

血细胞类型

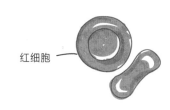

红细胞 ——

红细胞约占血量的36%~50%，携带着氧气和二氧化碳。红细胞的外表像双凹状的圆盘（形似止咳含片），没有细胞核，富含血红蛋白，用来运输氧气。

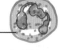

中性粒细胞 ——

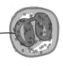

嗜酸性粒细胞 ——

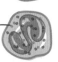

嗜碱性粒细胞 ——

白细胞是一种免疫系统细胞，包括具有微小颗粒的白细胞（粒细胞）和没有颗粒的白细胞（单核细胞和淋巴细胞）。

粒细胞的细胞质中含有颗粒。粒细胞有多叶核。

淋巴细胞 ——

无粒白细胞的细胞质中没有颗粒，细胞核占据了细胞的大部分体积。

单核细胞 ——

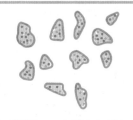

血小板是在止血方面必不可少的小块胞质。

血液中的蛋白质

　　血液还含有悬浮在其中的蛋白质，包括维持血液渗透压的血浆蛋白（比如白蛋白）和抵抗外来蛋白质、病毒、细菌、真菌的免疫球蛋白（抗体）。其他血浆蛋白携带脂肪分子（低密度脂蛋白、高密度脂蛋白）和矿物质（比如铁和铜），帮助维持血液pH值或凝血（凝血酶原和血纤蛋白原）。

两种血液循环

　　血液循环有两种类型：肺循环和体循环。

　　肺循环把血液从心脏右侧输送到肺部进行氧合作用，去除二氧化碳，再把血液输送回心脏。

　　体循环把血液从心脏左侧输送到身体其他部位，为组织供氧，收集二氧化碳。然后，体静脉把这些缺氧但富含二氧化碳的血液输送回心脏。

呼吸系统

呼吸系统的主要任务是把氧气吸入体内、把二氧化碳排出体外，且在控制血液pH值、帮助调节体温方面同样发挥着重要作用。

一个人平均每分钟呼吸12次，所以我们一生大约呼吸4亿次。每次呼吸大约运输500毫升空气进出肺部，所以人的一生大约呼吸2亿升空气。

肺和酸碱平衡

呼吸系统也有助于控制血液的pH值，因为溶解在血液中的二氧化碳使血液呈酸性。增加血液中二氧化碳的流失量能使血液更具碱性；减少血液中二氧化碳的流失量能使血液更具酸性。

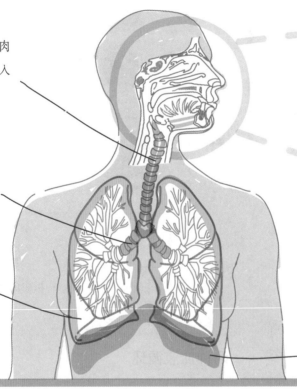

气管由软骨和肌肉组成，负责把空气输入胸部。

气管分支为主**支气管**，主支气管继续分支多达23次，最后抵达微小的肺部囊泡。

肺是血液和吸入的空气之间进行气体交换的场所。

膈肌由肌肉和腱膜组成，为双圆顶状结构，把胸腔和腹腔分隔开。它是主要的吸气肌。

肺和气体交换

空气一到达气道末端的小囊泡（被称为**肺泡**），与肺循环血液的气体交换就开始了。肺泡气体与毛细血管床血流之间的膜只有1~2微米厚，因此气体分子可以从高压处向低压处自由扩散。氧分子从肺泡扩散到血液，二氧化碳从血液扩散到肺泡。

肺的保护

肺经常暴露在外部环境中，面临着被有毒吸入物感染和损害的风险。肺泡中含有肺泡巨噬细胞，这是一种吞噬碎屑和微生物的细胞。一层细小的纤毛把悬浮在黏液中的碎屑扫向喉部，由喉吞下或吐出碎屑，从而达到清理肺部的目的。

肺通气

肺通气是由呼吸肌拉动肋（肋间肌）或增加胸腔（肌性的膈肌）的高度来实现的。脑干根据血液中氧气和二氧化碳的浓度，调节这些肌肉的半随意收缩。说话、咳嗽和打喷嚏都能打断自动呼吸循环。

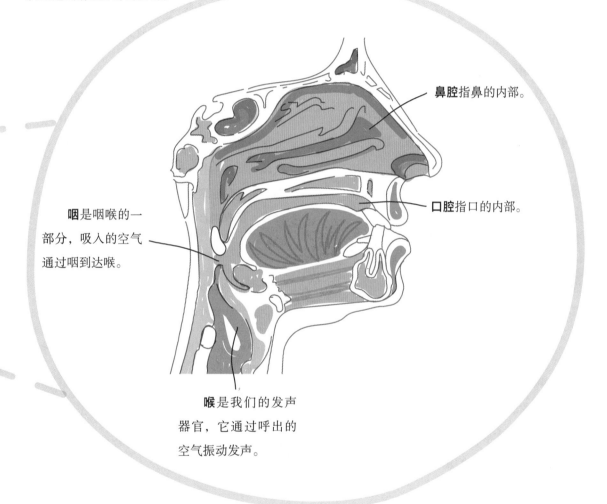

鼻腔指鼻的内部。

口腔指口的内部。

咽是咽喉的一部分，吸入的空气通过咽到达喉。

喉是我们的发声器官，它通过呼出的空气振动发声。

鼻腔

鼻腔是呼吸系统的初始部分，为我们提供嗅觉。

我们可以通过口（**口腔**）和鼻呼吸，但鼻比口更适用于呼吸。这是因为鼻腔内有细密的骨性隆起，增加了黏膜的表面积，同时能温暖和湿润空气，过滤掉灰尘和微生物，以及识别臭味。

人的鼻子结构非常简单，因为我们的嗅觉很差。相比之下，嗅觉灵敏的动物（比如狗）的鼻腔壁往往有大量皱褶。

消化系统

消化系统的功能包括摄食（把食物送入口腔并咀嚼）、消化（把食物分解成营养素分子）、吸收（使营养素穿过消化管壁进入血液）和排泄（通过肛门排出废弃物）。

消化管

你知道（从拓扑学的角度来说）你的身体像一个甜甜圈吗？消化管从嘴延伸到肛门，就像甜甜圈的洞，消化管上有各种各样的腺体（比如唾液腺、肝、胆囊和胰腺）及其管道的出口。

消化道（肠）在胚胎发育 4 周时形成：一层扁平的组织卷成一条管，在胚胎前端形成口，后端形成原肛。原始的口周围形成颌肌、咀嚼肌和舌肌，肠腺从消化管中发育为芽。

食管是一条肌肉管（上半部分是骨骼肌，下半部分是平滑肌），把液体和食物从咽输送到胃。

肝通过分泌可分解脂肪的胆盐来帮助消化。消化管与来自外部环境的毒素、外来蛋白和微生物接触，这是这些物质进入人体的潜在途径。肝是抵御毒素（比如酒精、氨和其他微生物产物）的主要保护性器官，接收来自肠壁的所有血液。

胆囊储存来自肝的胆汁，在需要消化高脂肪食物时将胆汁释放出来。

小肠是主要的吸收部位，氨基酸、糖、脂肪酸、甘油、核酸、维生素和矿物质在那里穿过肠壁，进入肠道血流。大多数营养素进入肝，在肝里被加工成蛋白质和复合糖，或者进入血液循环系统。

在**大肠**中，水和矿物质被吸收，剩下的物质形成粪便。大肠还含有许多天然肠道菌群，这些细菌分解肠酶消化不了的纤维素，为人体提供营养。我们体内多达 10% 的营养素是由肠道菌群提供的。

消化管的免疫功能

消化管（肠）的壁上附着着免疫系统细胞的集群，被称为淋巴小结。

* 淋巴小结保护机体免受从外部摄入的未被胃酸降解的细菌、病毒和真菌的侵害
* 肠免疫系统还会控制天然肠道菌群，阻止它们侵入肠壁

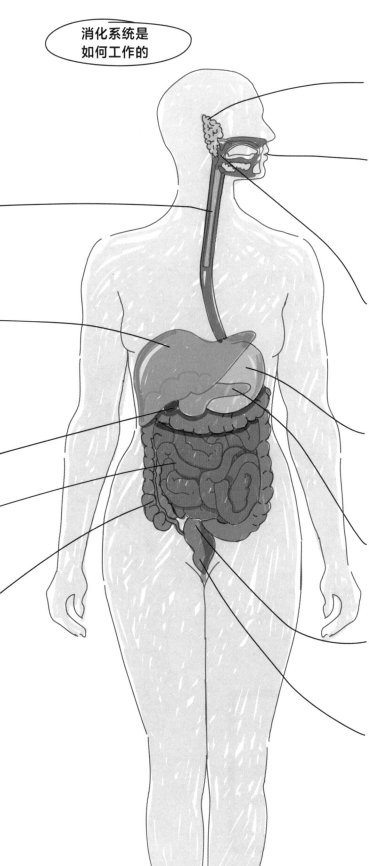

消化系统是
如何工作的

唾液腺（大唾液腺和小唾液腺）分泌唾液使食物湿润，并开始消化淀粉。

在**口腔**中，食物与唾液酶混合，形成软的**食丸**——一团咀嚼过的食物。食丸通过咽部并向下移动到食管，在那里肌肉收缩（蠕动）产生的协调波慢慢地将其推到胃里。

咽是吸入空气、吞咽液体和食物的常用通道。咽是一条骨骼肌管，悬挂在颅底。咽肌收缩，迫使食物下行进入食管。

胃通过机械性、化学性和生物性消化来分解食物，并把分解过的食物传递给小肠；小肠继续消化，产生营养素。

胰腺位于胃的后面，分泌生物催化剂——酶，酶可以分解蛋白质、脂肪和淀粉。

粪便在排出前一直储存在**直肠**中。当直肠末端（直肠壶腹）有粪便时，人体会产生排便的冲动。

肛门是消化管的最后一部分。粪便通过时它会扩张，并能区分气体（放屁）和粪便。

泌尿系统

泌尿系统由肾、输尿管、膀胱和尿道组成。

肾需要丰富的血液供应才能正常工作，它大约占心脏供血量的 20%~25%。两个肾每分钟共产生约 1 毫升尿液，每天产生 800 毫升至 2 升尿液。

尿液顺着成对的输尿管流入膀胱。膀胱是一个平滑肌袋，可以储存尿液，收缩膀胱可使尿液通过尿道排出体外。

男性泌尿系统在接近生殖道处发育，因此男性的尿液和精液都经由同一途径排出体外。

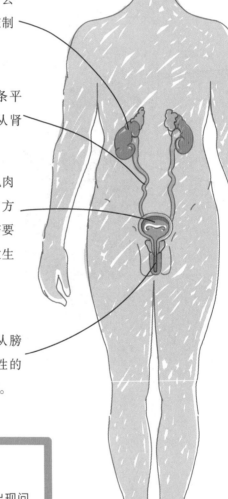

肾过滤血液，去除含氮废弃物，控制血液的离子平衡。

输尿管是一条平滑肌管，把尿液从肾脏输送到膀胱。

膀胱是一个肌肉袋，可储存尿液，方便时排出。膀胱需要定期排空，以免发生尿路感染。

尿道把尿液从膀胱排出体外。女性的尿道比男性短得多。

肾的功能

* 排出体内的含氮废弃物
* 控制血液中钠、钾、氯化物和碳酸氢盐等离子的浓度
* 调节血压和血液pH值（酸碱平衡）
* 控制红细胞的产生

氮的问题

摄入过量食物蛋白质作为能量来源，会导致身体出现问题，因为氨基酸中的氨基会脱离，所产生的铵离子有毒，必须处理掉。肝可以把这些铵离子转化为尿素，尿素具有水溶性特征，可随尿液排出体外。

生殖系统

生殖系统与生育下一代有关，包括生产可创造新生命的性细胞，为胚胎发育提供场所，以及提供胎儿出生后获得母乳中的营养素所需的载体。

两性的生殖系统都是由垂体分泌的激素来调节的，垂体位于脑的底部，使大脑能够控制生殖周期和生殖功能。

男性生殖系统

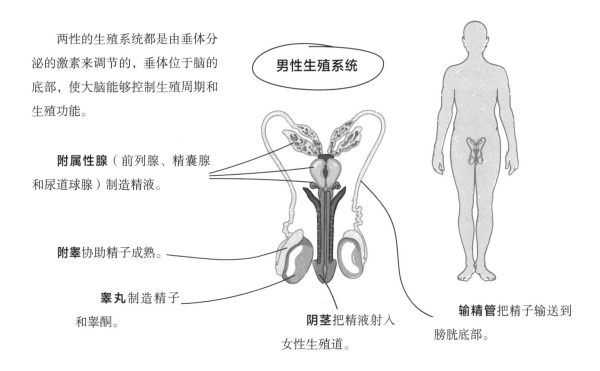

附属性腺（前列腺、精囊腺和尿道球腺）制造精液。

附睾协助精子成熟。

睾丸制造精子和睾酮。

阴茎把精液射入女性生殖道。

输精管把精子输送到膀胱底部。

乳腺指女性的乳房。在婴儿能够用乳牙自己处理食物之前，乳腺可分泌乳汁，为婴儿提供乳糖、蛋白质、脂肪、抗体、矿物质和维生素，在为婴儿提供营养支持方面发挥重要作用。

女性生殖系统

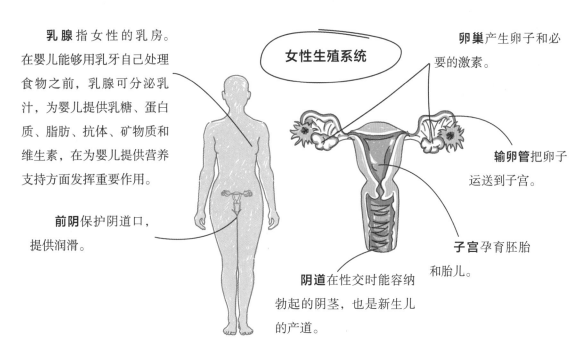

卵巢产生卵子和必要的激素。

输卵管把卵子运送到子宫。

前阴保护阴道口，提供润滑。

子宫孕育胚胎和胎儿。

阴道在性交时能容纳勃起的阴茎，也是新生儿的产道。

免疫系统

我们无时无刻不被海量的微生物及其产生的有毒物质包围。如果没有防御系统，人体就会很快被它们侵入，且不堪重负。

免疫系统（或称**淋巴系统**）是一系列散布在人体各处的小型组织，它们共同排出多余的组织液，保护人体免受外来蛋白质和入侵物（比如细菌、真菌、病毒、立克次体和寄生虫）的侵害。

胸导管是人体最大的淋巴管道。

红骨髓制造红细胞、白细胞和血小板。

淋巴结沿淋巴管道（特别是在四肢大关节周围）分布，并在颈部、胸腔、腹腔和盆腔内成群分布。淋巴结含有监测系统与制造抗体及其他免疫蛋白的细胞。

淋巴管把淋巴从人体外周输送到人体中央。

淋巴系统

胸腺可培育淋巴细胞，用于防御病毒、癌症和异体器官。

脾对血液进行免疫监视，并对老化的红细胞、白细胞和血小板进行再加工。

淋巴回流

从动脉流至组织的液体略多于组织通过静脉回流的液体。**淋巴管道**是免疫系统的一部分，由一系列细小的管道组成，身体几乎所有部位（除了大脑和骨骼的某些部位外）的组织都会通过这些管道排出多余的液体。除了避免外周组织肿胀外，这种回流方式还可以对人体组织进行采样和监测，以防范入侵者。

内分泌系统

内分泌系统是一组分散式腺体，在控制人体的新陈代谢和生殖功能方面起着至关重要的作用。

"**内分泌**"是指这些腺体把自身的产物（激素）直接分泌到血液循环系统或体腔中的方式。神经系统和内分泌系统都能调节人体内部功能，但神经系统的工作时间（秒到分钟）比内分泌系统的工作时间（小时到周甚至年）短得多。

主要的内分泌腺

内分泌系统的主要腺体是**垂体**，它通过垂体柄与大脑底部的下丘脑相连。大脑可以通过下丘脑（向腺垂体）释放激素，或通过神经通路（向神经垂体）释放激素，来影响垂体功能。

其他内分泌腺包括**肾上腺皮质**，它控制应激反应和水盐平衡。而**肾上腺髓质**控制紧急情况下肾上腺素和去甲肾上腺素的释放。

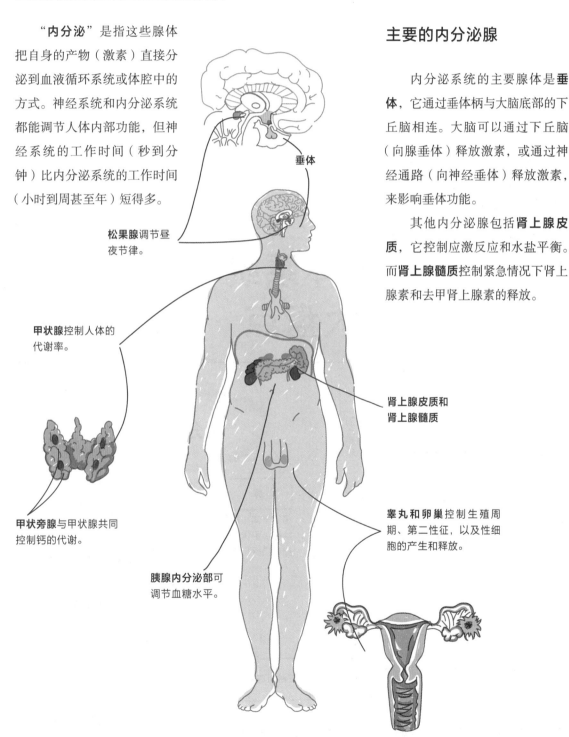

垂体

松果腺调节昼夜节律。

甲状腺控制人体的代谢率。

甲状旁腺与甲状腺共同控制钙的代谢。

胰腺内分泌部可调节血糖水平。

肾上腺皮质和肾上腺髓质

睾丸和卵巢控制生殖周期、第二性征，以及性细胞的产生和释放。

人体系统 大盘点

淋巴

由淋巴结、胸腺和脾组成，保护人体免受毒素和入侵物的伤害。

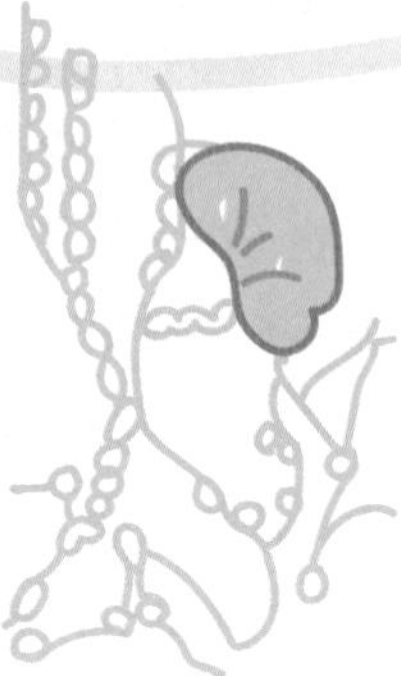

免疫系统

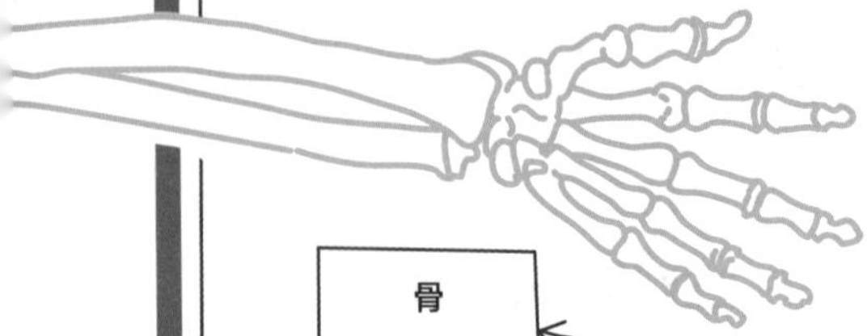

骨

由纤维、细胞和羟基磷灰石构成。

骨骼系统

关节

两根骨相交的地方，比如纤维关节、软骨关节和滑膜关节。

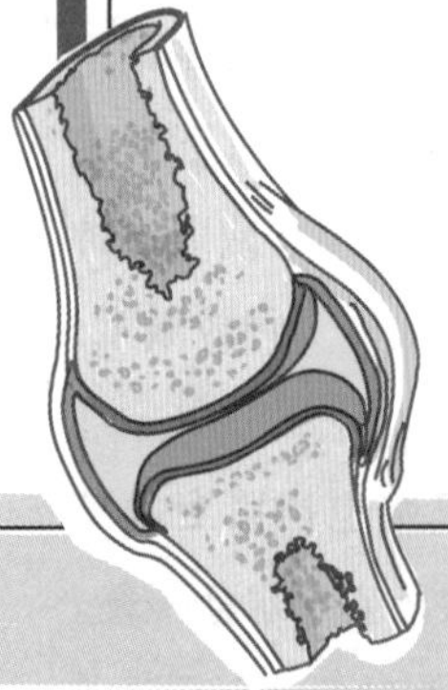

两种循环

肺循环把血液从心脏输送到肺；体循环把血液从心脏输送到人体其他部位。

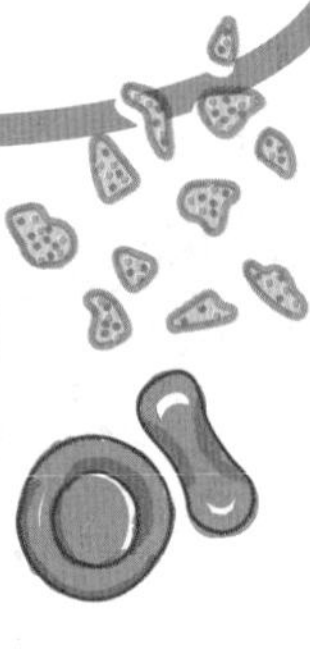

内分泌系统

腺

包括垂体、松果腺、甲状腺、甲状旁腺、肾上腺、胰腺和性腺。

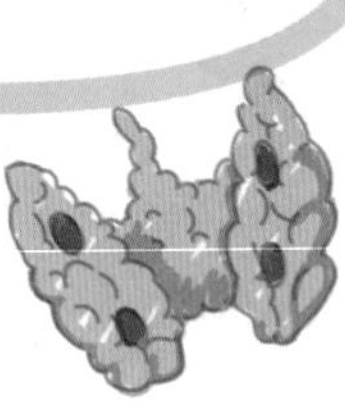

循环系统

血管

由动脉、静脉和毛细血管组成。

肌肉系统

三种肌肉类型

平滑肌、心肌和附着在骨骼上的骨骼肌。

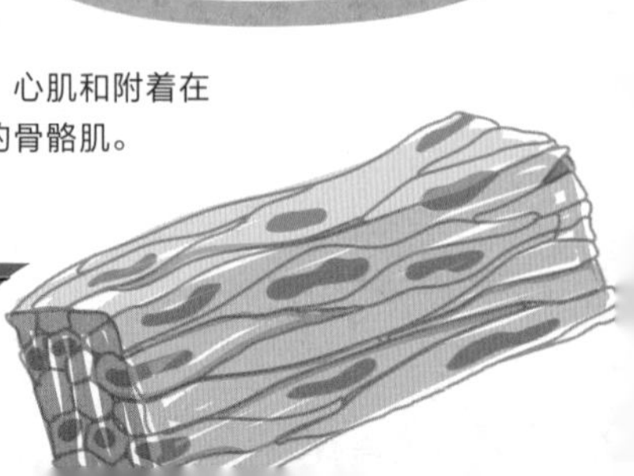

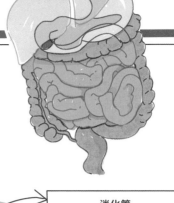

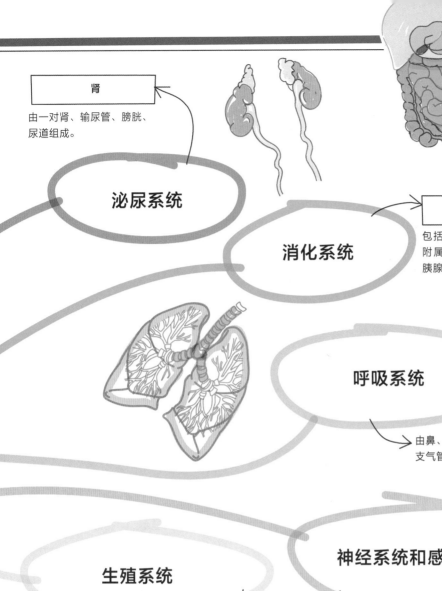

肾

由一对肾、输尿管、膀胱、尿道组成。

泌尿系统

消化系统

消化管

包括一根从口到肛门的管道和附属腺体（比如唾液腺、肝和胰腺）。

呼吸系统

由鼻、咽、喉、气管、支气管和肺组成。

生殖系统

神经系统和感受器官

男性

由睾丸、附睾、输精管、前列腺、精囊和阴茎组成。

感觉

包括外部感觉和内部感觉。

周围神经系统

由中枢神经系统以外的神经和神经元组成。

女性

由卵巢、输卵管、子宫和阴道组成。

中枢神经系统

由脑和脊髓组成。

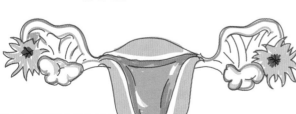

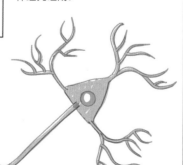

第 2 章

细胞和皮肤：
人体的工厂和墙

所有生物都是由细胞及其产物构成的。细胞是人体最小的有生命的组成单位。我们都始于一个简单、无特异性的胚胎细胞（受精卵），细胞的分裂和分化造就了复杂的人体。分化是细胞获得特异性以适应特定功能（比如上皮细胞、神经元、肌细胞和脂肪细胞）的过程。有些细胞保留了分裂能力（比如骨髓），有些则失去了这种能力（比如神经元）。

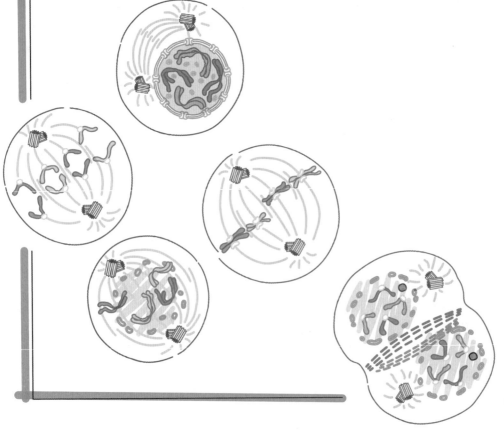

细胞——人体内的微小工厂

一个成年人的身体由超过 50 万亿个细胞及其产物组成。

细胞产物包括结构蛋白，比如胶原蛋白、弹性蛋白和网硬蛋白。人体的第一个胚胎细胞是无特异性的，因此必须通过大量的细胞分化和分裂才能形成成年人体。**分化**是指细胞的基因表达发生变化，从而使细胞成为具有特定功能的特异性细胞的过程。

细胞的类型

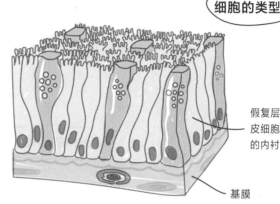

假复层纤毛柱状上皮细胞形成了气道的内衬。

基膜

排列在人体表面（内部和外部）的细胞被称为**上皮细胞**。皮肤的上皮细胞由扁平的多层细胞（**复层扁平细胞**）构成。

消化管（也叫消化道或肠道）内层附着着一层柱状上皮细胞；气道的内层也是由单层细胞组成的，但由于细胞核排列得参差不齐，顶端又有纤毛来移动黏液，所以被称为**假复层纤毛柱状上皮细胞**。

神经细胞（神经元）处理和传递信息。

肌细胞产生运动，可以是随意肌细胞（骨骼肌），也可以是不随意肌细胞（平滑肌和心肌）。

防御细胞抵御外来入侵者。

结缔组织

成纤维细胞制造组织的纤维。

人体的大部分都是**结缔组织**。结缔组织由不同的成分构成，其中一个特点是细胞悬浮在固态或液态的基质中。比如，骨骼、软骨、肌腱和韧带是固态基质结缔组织。胶原蛋白作为构成人体中疏松结缔组织和致密结缔组织的主体，也可矿化形成骨骼。血液是一种液态基质结缔组织，因为细胞悬浮在血浆中。

脂肪细胞以脂肪的形式储存能量。

内皮细胞排列在血管内壁。

来看看这家工厂的结构

细胞的主要组成部分有：细胞核，储存遗传物质；细胞质，含有细胞器；质膜，在细胞质（细胞内液）和周围环境（细胞外液）之间充当半渗透性屏障。

细胞的结构

细胞核

细胞核是细胞的控制中心。它负责把遗传信息储存在染色质的DNA（脱氧核糖核酸）中，并且传递这些信息以调节细胞活动。细胞分裂（有丝分裂）需要染色质缠绕成紧密的染色体，再分离成两个子细胞。

核糖体是一种生产蛋白质的细胞器。它可以自由漂浮，也可以与名为粗面内质网（RER）的膜系统结合。

高尔基体把核糖体和内质网的产物打包运出。

过氧化物酶体可分解摄入的有毒物质和细胞内氧基代谢所产生的过氧化氢。

核被膜把核质与细胞质隔离开，并在一定程度上控制二者之间的物质移动。

核仁是核糖体RNA（rRNA，其中RNA指核糖核酸）和蛋白质被组装成核糖体，以及DNA被编码转录成信使RNA（mRNA）的场所。接下来，核糖体会移动到细胞质中生产蛋白质。

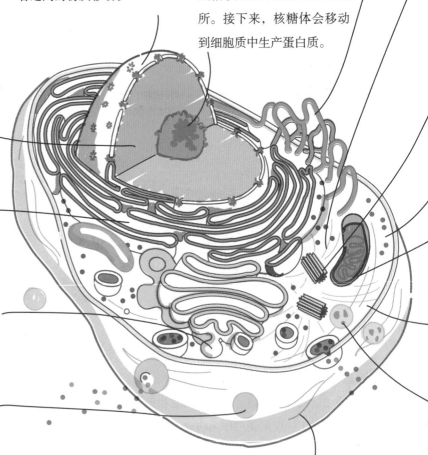

中间纤维可承担细胞内的张力，同时构成细胞骨架。

质膜

光面内质网是一种无核糖体附着的膜，可以制造脂肪和类固醇激素。

微管是由微管蛋白组成的圆柱形结构，为细胞内的运动提供通路，并加固细胞的结构。

中心粒由微管连接而成。它们在细胞分裂（有丝分裂）过程中移动染色体，也构成了纤毛和鞭毛的基部。

细胞骨架构建起细胞的结构，包括由肌动蛋白组成的微丝。肌动蛋白是细胞骨架的关键部分，在细胞的肌肉收缩和运动中发挥作用。

线粒体为细胞制造和储存ATP（三磷酸腺苷）。它有自己的DNA，通常被认为曾是一种独立生活的微生物，与哺乳动物细胞共生。

细胞质由被称为胞质溶胶的液体和被称为细胞器的悬浮结构组成，为细胞提供代谢机制。

溶酶体是细胞质中的一种膜囊结构，可溶解细胞质中不必要的物质。

质膜是一种双层膜，由磷脂（一种脂质）、胆固醇和悬浮蛋白组成。

脂质层是不透水的，嵌入的蛋白具有重要的膜功能。

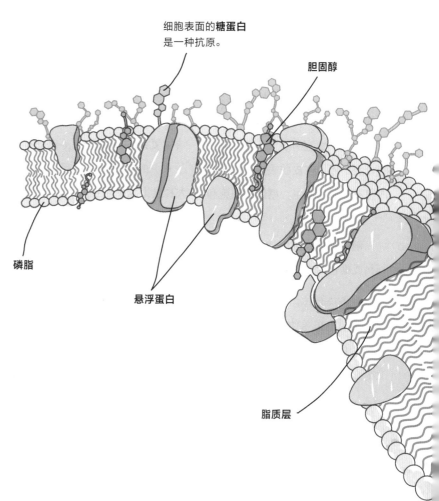

细胞表面的**糖蛋白**是一种抗原。

胆固醇

磷脂

悬浮蛋白

脂质层

这些膜为水、离子（如钠、钾和氯化物）和营养素（如葡萄糖和氨基酸）穿过质膜提供了通道；为激素和神经递质提供受体，以向细胞发出信号；形成可被免疫系统识别的外部细胞标记（抗原）。

一些特化细胞的质膜会做出结构性适应，从而增加表面积（如肠细胞的微绒毛）；一些还能移动周围的介质（如气管细胞的纤毛），或在生殖道中游动（如精子的鞭毛）。

一生二，二生四

所有人都是从单个细胞开始发育的，因此，我们一生必须进行几万亿次的细胞分裂，即有丝分裂，以便构建我们的身体，以及替换受损或死亡的细胞。

有丝分裂发生在哪里？

有丝分裂在具有以下这些特征的组织中尤为常见，比如持续受外部环境破坏、物理磨损，以及必须替换丢失细胞的组织。因此，细胞分裂不停地在皮肤表皮、消化管内壁和骨髓中发生，制造红细胞和白细胞。对某些组织来说，细胞分裂在很大程度上仅限于修复（比如骨折），能够制造其他结构复杂的细胞类型（比如神经元）的有丝分裂过程则在很大程度上仅发生在发育阶段。

有丝分裂的过程

有丝分裂主要指细胞核中的物质从母细胞分裂到两个子细胞的过程，分为4个阶段：前期（包括早期和晚期）、中期、后期和末期。

前期早期：细胞核的染色质凝集成染色体。

每条染色体由两条在着丝粒处连接的染色单体组成。在这个阶段，微管形成有丝分裂纺锤体，把中心体推到细胞的两极。

末期：有丝分裂的最后阶段，此时两组一样的染色单体各自散开并恢复染色质的分离状态。在分离的染色质组周围重新出现核被膜，有丝分裂纺锤体分解。细胞质的分裂在后期阶段开始，在末期阶段结束。

前期晚期：核膜消失，每个中心体附着在染色体的着丝粒上。

中期：染色体沿细胞赤道排列，染色单体彼此分离。

后期：着丝粒分裂，染色单体在纺锤体纤维的牵引下向细胞的两极移动。此时，整个细胞拉长，呈椭圆状。

有丝分裂的风险

非常活跃的细胞分裂是有风险的，因为有丝分裂频繁时，细胞系中可能出现遗传错误。这就是为什么许多癌症会在经常暴露于危险因素（比如毒素、物理磨损和辐射）的组织中产生，这些组织必须进行频繁的细胞分裂，包括皮肤表皮以及呼吸道和消化管的内壁，还有一些组织受激素影响较大，比如乳房、卵巢、睾丸和前列腺。

减数分裂

减数分裂是在生产性细胞（配子）过程中发生的细胞分裂，常见于睾丸和卵巢。减数分裂与有丝分裂的不同之处在于，当生产性细胞时，正常数量的染色体（二倍体，包含 23 对染色体）会减少至正常数量的一半（单倍体，包含 23 条染色单体）。

减数分裂包含细胞核的两次连续分裂：减数分裂 I 和减数分裂 II。减数分裂 I 是减少染色体数目的过程，减数分裂 II 则更像有丝分裂。

整个过程，一个细胞制造出了 4 个配子（精子细胞或卵母细胞）。减数分裂至关重要，只有当配子在受精过程中结合时，产生的细胞（合子）才会含有正常数量的染色体。

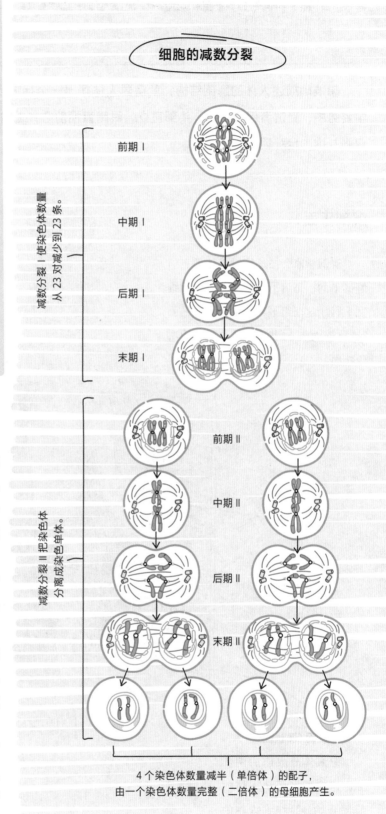

细胞的减数分裂

减数分裂 I 使染色体数量从 23 对减少到 23 条。

前期 I

中期 I

后期 I

末期 I

减数分裂 II 把染色体分离成染色单体。

前期 II

中期 II

后期 II

末期 II

4 个染色体数量减半（单倍体）的配子，
由一个染色体数量完整（二倍体）的母细胞产生。

如何准确描述人体结构

想准确描述人体的解剖结构，就需要人体摆出一个标准姿势。在这种解剖学姿势中，受试者保持站立，头部直立，眼睛直视前方，上肢侧放，手掌朝前，双脚并拢，足趾朝前。

解剖平面

解剖学家会描述穿过人体的三组解剖平面，每组平面都与一个空间维度平行。这三组平面分别是：水平面（或称横面），冠状面（或称额状面），矢状面。

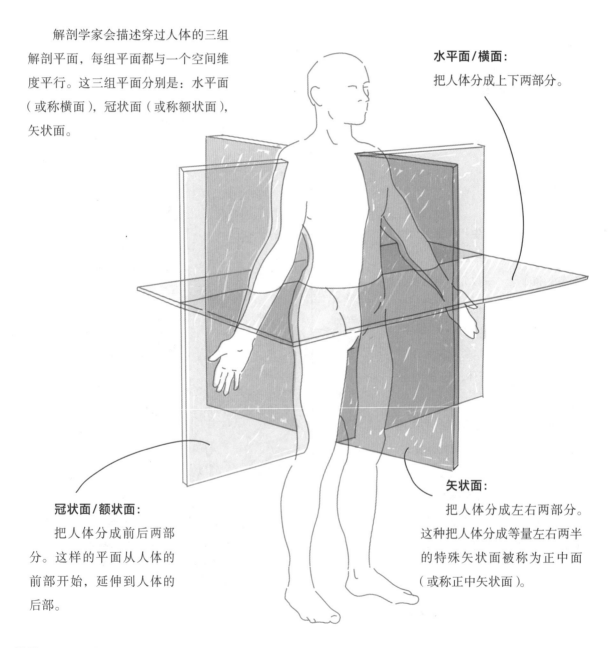

水平面/横面：
把人体分成上下两部分。

冠状面/额状面：
把人体分成前后两部分。这样的平面从人体的前部开始，延伸到人体的后部。

矢状面：
把人体分成左右两部分。这种把人体分成等量左右两半的特殊矢状面被称为正中面（或称正中矢状面）。

人体的方向

解剖学家使用成对的术语来描述人体的解剖学姿势。

靠近身体表面的结构是浅表的，而远离皮肤表面的结构是深层的。手的方向分为掌面（手掌）和背面（手背）。同样，脚也有跖面（脚掌）和背面（脚面）之分。

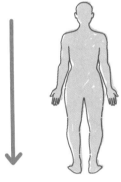

上：朝人体顶部

下：朝人体底部

近：距肢体根部近

远：距肢体根部远

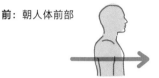

前：朝人体前部

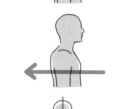

后：朝人体后部

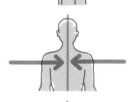

内：朝人体中线方向

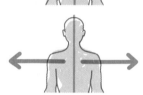

外：朝人体两侧方向

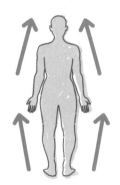

近和远也可用于描述消化管（肠道），近指朝向口腔，远指朝向肛门。

如何使用解剖学术语？

解剖学家会使用一些特殊术语。例如，我们可以说"鼻子在眼睛之前"或"耳朵在眼睛的外侧"。

请记住，这些术语是根据人体的解剖体位定义的，所以我们也会说"拇指在食指的外侧"。

解剖描述若是详细起来可能会变得很复杂，比如"尺侧腕屈肌腱向远端附着于豌豆骨和钩骨的掌面"。

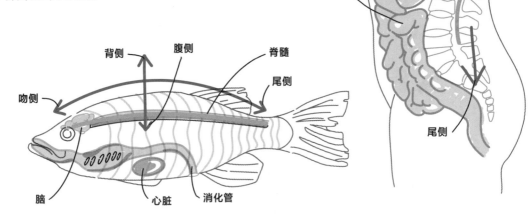

来自动物学的术语

解剖学家从动物学中借用了一些术语，比如脊髓。

背侧：朝后（字面意思是朝向背部）

腹侧：朝前（字面意思是朝向腹部）

吻侧：朝向脑（字面意思是朝向吻或喙部）

尾侧：远离脑（字面意思是朝向尾部）

这些术语都是从结构简单的脊椎动物（比如鱼）那里借用的。和其他灵长类动物一样，人类神经系统的轴线在中脑附近弯曲，所以在前脑中，吻侧相当于前面，但在脊髓中吻侧相当于上面。

在脊椎动物中，循环系统（心脏）和消化管位于中枢神经系统的腹侧。

不常用的解剖学术语

人体各部位的解剖学术语可能与日常名称略有不同。上肢从肩关节延伸到手指，但术语中的臂仅指肩和肘之间的部分。前臂指从肘到腕的部分。手指和拇指统称为指。

下肢从髋关节延伸到足趾，臀部和膝盖之间的区域被称为大腿，小腿指下肢从膝盖到脚踝之间的部分。脚被称为足，脚的近侧部分叫跗，足趾则简称为趾。

皮肤——我们表面的一道"墙"

皮肤是人体最大的器官，重约 3.5 千克，面积约为 2 平方米，但厚度只有几毫米。

皮肤的结构

人的皮肤是腺体，汗腺和皮脂腺负责控制体温，表面有油脂层起保护作用。头发和指甲是皮肤产生的富含角蛋白的附器。皮肤由浅层表皮和深层真皮组成。

皮肤层和细胞

立毛肌在寒冷的天气里会使毛发竖起。

表皮

毛干

真皮的乳头层靠近表皮。

触觉小体可感知轻触。

单管状腺，其分泌腺位于真皮。

真皮

真皮的网状层

在炎热的天气里，**真皮血管网**负责散热，为人体降温。

脂肪细胞

感觉神经

微动脉

环层小体可感知震动。

深筋膜是位于皮肤下的致密结缔组织。

在皮肤被拂过时，**毛囊**感觉神经能察觉毛发的运动。

肌肉位于深筋膜下。

皮肤的功能

* 保护下层组织免受外部环境的伤害，比如水分流失、高温、辐射、微生物和物理磨损
* 制造维生素D，这对形成骨骼和调节细胞分裂和分化至关重要
* 对体温控制发挥至关重要的作用
* 感知触觉、疼痛和温度的关键感受器官
* 面部皮肤的运动具有重要的社交和交流功能

表皮的结构

表皮由复层扁平上皮构成。表皮的表层必须由最底层（被称为**基底层**或生发层）的细胞通过分裂来不断补充。

基底层的子细胞（**角质形成细胞**）向皮肤表面移动时会产生变化。细胞质获得一种叫作**角蛋白**的坚硬蛋白质，使质膜变得更牢固。细胞核消失，表皮细胞最终变成坚韧的死皮，保护下层皮肤免遭磨损和穿透。死亡的角质形成细胞最终变成鳞屑脱落。

在经常受到物理磨损的皮肤区域，比如手掌和脚掌，表皮的外层死皮（**角质层**）特别厚和坚韧。

触觉结构，比如感知轻触的梅克尔触盘和感知疼痛的游离神经末梢，分布在角质形成细胞中，不过大多数皮肤感觉是在真皮深处测得的。

表皮还有其他细胞，比如**黑色素细胞**（约占**基底层**细胞的10%~25%），它们产生黑色素并将其转移到角质形成细胞。角质形成细胞表面的黑色素簇提供了一层保护伞，阻挡紫外线辐射。深色皮肤的人黑色素颗粒更多，每个黑色素细胞中的色素也更多，但黑色素细胞的数量与浅色皮肤的人相同。

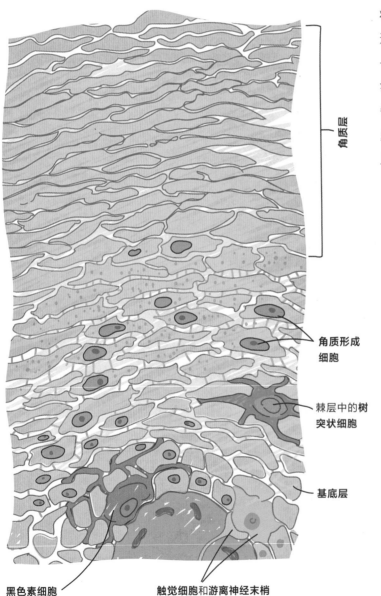

角质层

角质形成细胞

棘层中的树突状细胞

基底层

黑色素细胞

触觉细胞和游离神经末梢

免疫功能

皮肤也有免疫功能，由分布在棘层中的树突状细胞提供。这些细胞吸收侵入表皮的外来蛋白质，随后离开皮肤，前往最近的淋巴结，在那里对所有携带外来蛋白质的外来细胞或病毒产生免疫应答。

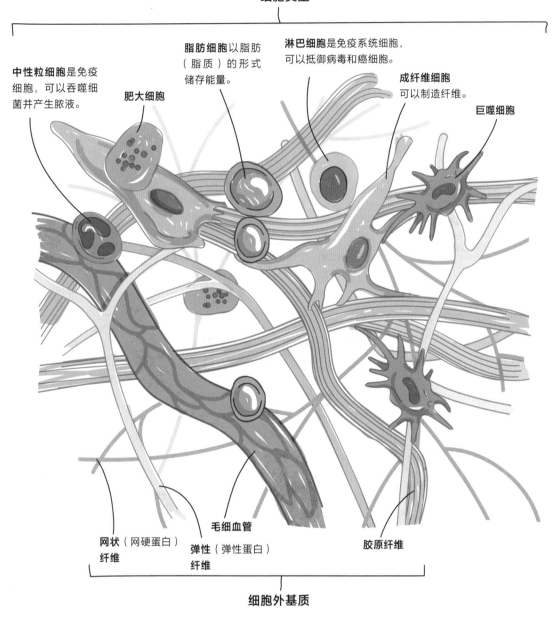

高倍镜下的真皮结缔组织的成分

细胞类型

中性粒细胞是免疫
细胞，可以吞噬细
菌并产生脓液。

肥大细胞

脂肪细胞以脂肪
（脂质）的形式
储存能量。

淋巴细胞是免疫系统细胞，
可以抵御病毒和癌细胞。

成纤维细胞
可以制造纤维。

巨噬细胞

**网状（网硬蛋白）
纤维**

**弹性（弹性蛋白）
纤维**

毛细血管

胶原纤维

细胞外基质

真皮

　　真皮位于表皮下方，分为
外部的乳头层和更深的网状层。

　　真皮是结缔组织，充斥着
成纤维细胞及其纤维产物，比
如**胶原蛋白、网硬蛋白**和**弹性**
蛋白。

　　真皮组织还含有：**巨噬细**
胞，吞噬入侵者；**肥大细胞**，
调节变态反应；血管。

　　真皮也含有许多感受器官。

其中包括感知疼痛和温度的游
离神经末梢，感知光压、精细
触觉的球状触觉小体，以及感
知震动的洋葱状环层小体。

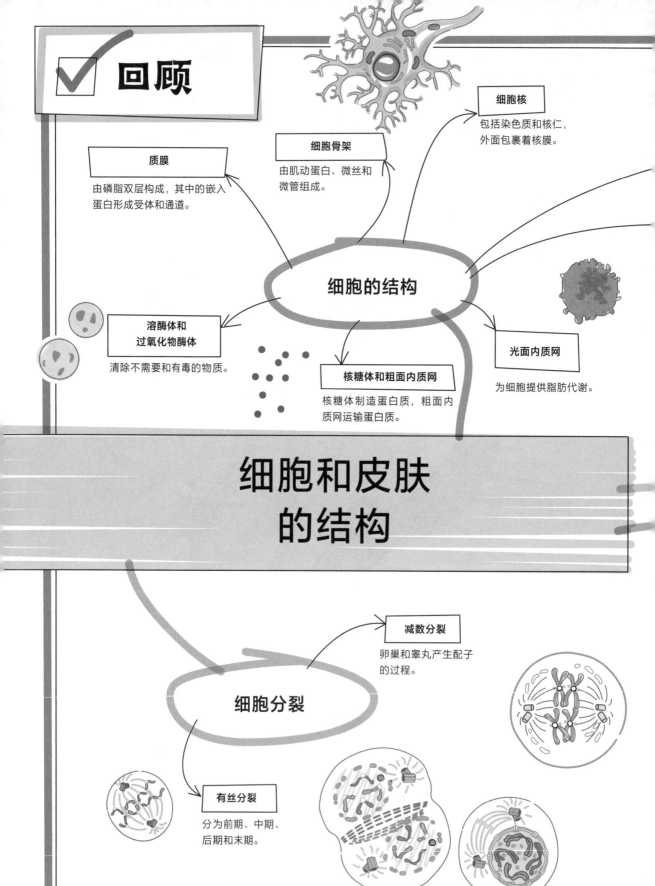

细胞核

包括染色质和核仁，外面包裹着核膜。

细胞骨架

由肌动蛋白、微丝和微管组成。

质膜

由磷脂双层构成，其中的嵌入蛋白形成受体和通道。

细胞的结构

溶酶体和过氧化物酶体

清除不需要和有毒的物质。

核糖体和粗面内质网

核糖体制造蛋白质，粗面内质网运输蛋白质。

光面内质网

为细胞提供脂肪代谢。

细胞和皮肤的结构

减数分裂

卵巢和睾丸产生配子的过程。

细胞分裂

有丝分裂

分为前期、中期、后期和末期。

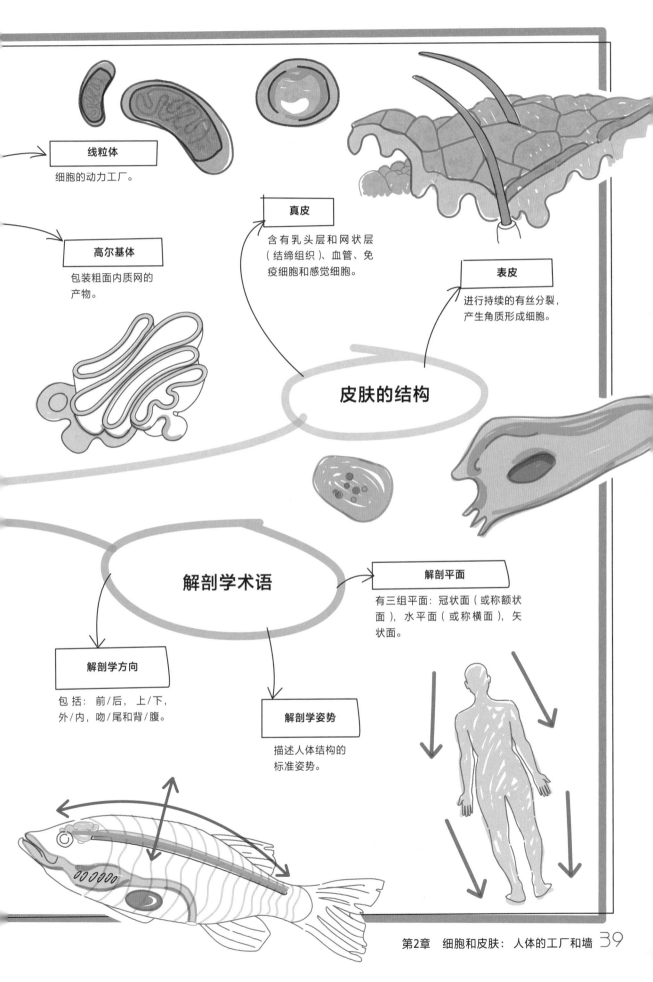

线粒体

细胞的动力工厂。

高尔基体

包装粗面内质网的产物。

真皮

含有乳头层和网状层（结缔组织）、血管、免疫细胞和感觉细胞。

表皮

进行持续的有丝分裂，产生角质形成细胞。

皮肤的结构

解剖学术语

解剖平面

有三组平面：冠状面（或称额状面），水平面（或称横面），矢状面。

解剖学方向

包括：前/后，上/下，外/内，吻/尾和背/腹。

解剖学姿势

描述人体结构的标准姿势。

第 3 章

骨骼系统：
支撑身体的"钢筋结构"

骨骼系统赋予人体结构以硬度，并储存人体必需的矿物质，比如钙和磷。

　　头部和躯干的中轴骨骼分段排列，这源自脊椎动物祖先的身体结构，四肢（附肢骨骼）则是躯干的分支。

　　骨可以通过钙盐的形式在软骨雏形或膜片内沉积而成。

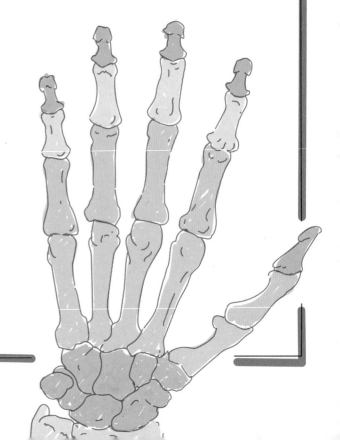

骨架是怎样组织起来的？

骨架给人体搭建起框架，保护人类脆弱的内脏，随意骨骼肌附着其上成为杠杆臂。

骨架分为中轴骨骼和附肢骨骼。**中轴骨骼**（下图蓝色部分）沿人体中线向下延伸，包括颅骨、舌骨（见第 48~49 页）、脊柱、胸骨和 12 对肋骨。脊柱下部的一些骨融合成骶骨。

附肢骨骼包括四肢的骨骼及其通过肢带附着到中轴骨骼上的部分。

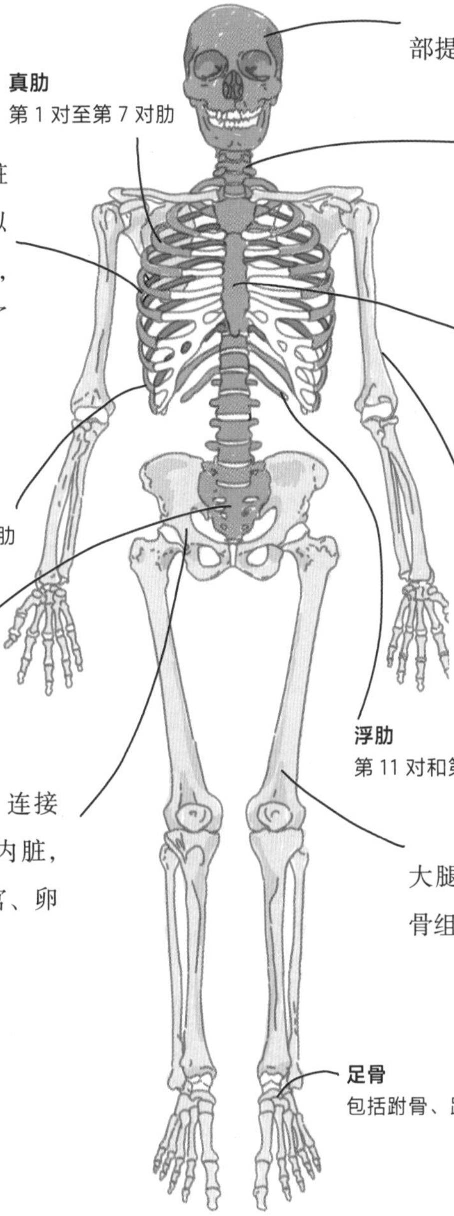

颅骨保护大脑，为面部提供支撑结构。

脊柱是身体的支柱，兼具灵活性和支撑力。它由从上到下逐渐增大的椎骨组成。

真肋
第 1 对至第 7 对肋

肋骨保护肺、心脏和上腹器官。肋骨可以微微活动，使肺部通气，附着其上的膈肌隔开了胸腔和腹腔。

胸骨位于胸前部，由上至下分为胸骨柄、胸骨体、剑突三部分。

假肋
第 8 对至第 10 对肋

上肢骨由上肢带骨、臂和前臂的长骨、腕骨和手骨组成。

骶骨是脊柱的一部分，由 5 块融合的椎骨组成。

浮肋
第 11 对和第 12 对肋

下肢带骨（骨盆）连接下肢其余部分，保护内脏，如膀胱、前列腺、子宫、卵巢、直肠和肛门。

下肢骨由下肢带骨、大腿和小腿的长骨、足骨组成。

足骨
包括跗骨、跖骨和趾骨

关节如何帮助我们运动？

骨的接合处就是关节。我们最熟悉的关节是发生运动的地方，解剖学家给这些动作起了专门的名称。

当我们弯曲一个关节（比如上肢的肘）时，我们称这个动作为**屈**，伸直关节则被称为**伸**。让肢体远离身体中线的动作叫**外展**，让肢体靠近中线的动作叫**内收**。关节既可以使肢体朝中线旋转（**旋内**），也可以使肢体朝外旋转（**旋外**）。

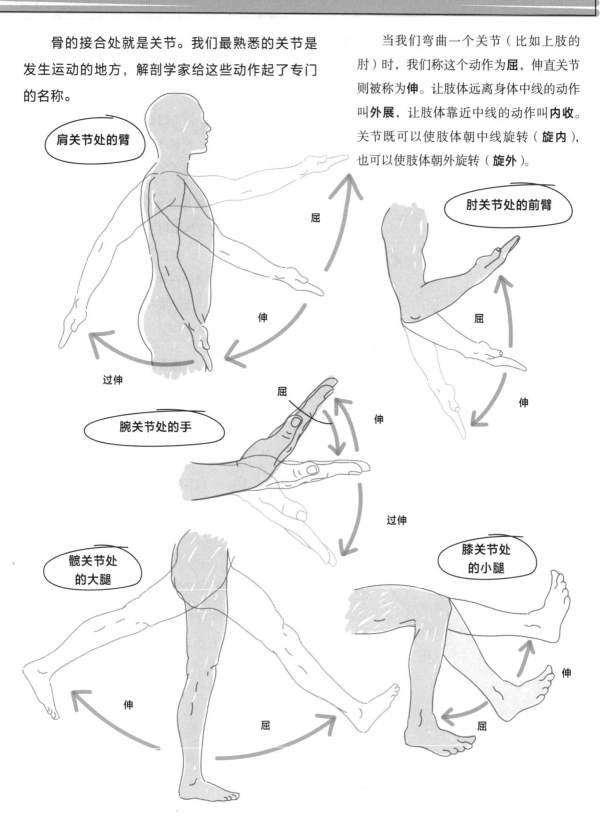

肩关节处的臂

屈

伸

过伸

肘关节处的前臂

屈

伸

屈

腕关节处的手

伸

过伸

髋关节处的大腿

膝关节处的小腿

伸

屈

伸

屈

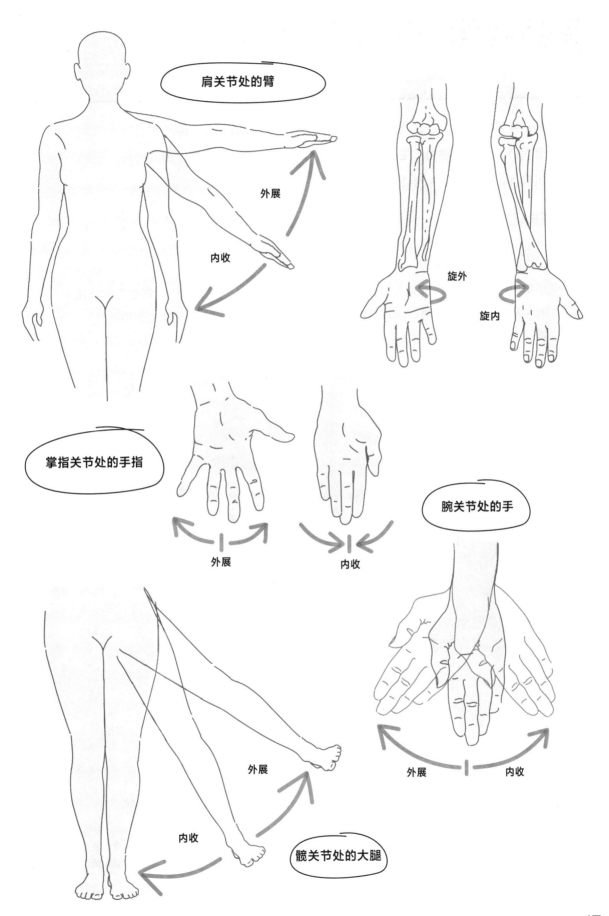

肩关节处的臂

外展

内收

旋外

旋内

掌指关节处的手指

外展

内收

腕关节处的手

外展

内收

外展

内收

髋关节处的大腿

骨的结构

骨是一种结缔组织，由矿化有机纤维及其内部的细胞组成。骨虽然矿化程度很高，但在机械力（主要是来自肌肉的压缩力和张力）的作用下，仍具有骨转换和骨重建的能力。

骨的形成和细胞

在骨的微小腔隙（吸收陷窝）中存在成骨细胞。骨有充足的血液和神经供应。破坏骨的血液供应会导致骨死亡（缺血性坏死）和骨折。骨的外膜（骨膜）对疼痛极其敏感，这就是为什么骨的癌性沉积物造成的压迫力会引起剧烈疼痛的原因。

骨可在软骨的支架（软骨内成骨）或膜之间（膜内成骨）形成。长骨具有一体两端，大多数长骨都是由在骨化中心形成的软骨支架构成的。

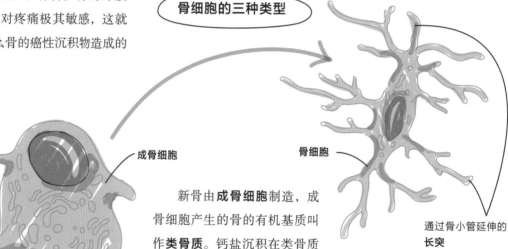

骨细胞的三种类型

成骨细胞

骨细胞

通过骨小管延伸的**长突**

新骨由**成骨细胞**制造，成骨细胞产生的骨的有机基质叫作**类骨质**。钙盐沉积在类骨质中，形成原始的编织骨。成骨细胞刚一制造完类骨质，它们就会变成**骨细胞**，对骨进行持续维护。

另一种重要的骨细胞类型是**破骨细胞**，它们能进行骨吸收。骨形成和骨吸收是持续的互补过程，使骨在机械力的作用下不断重塑。骨沿着压缩力的作用方向排列，硬度得到加强；在不再需要它的部位，它将被移除。

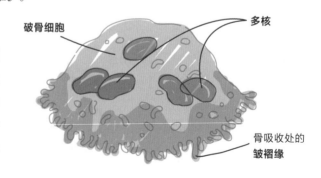

破骨细胞

多核

骨吸收处的**皱褶缘**

长骨的结构

典型的**长骨**（比如大腿的股骨）具有管状结构，能最大限度地提高骨的强度并减轻骨的重量。长骨的外壁由骨密质组成，内部是骨松质，由**骨小梁**交织排列而成。

骨密质的密度非常高，由许多**骨单位**（或称**哈弗斯系统**）组成，与骨的长轴和常见的压缩力平行排列。**环骨板**包裹着**哈弗斯管**，哈弗斯管则携带着穿过骨的血管和神经。

穿通管（或称福尔克曼管）把相邻的哈弗斯管连接到骨外部的**骨膜**和骨髓腔内膜的血管上。

骨松质（见下文）分布在长骨和不规则骨的骨腔，以及颅骨板的内部。

骨的结构

长骨的末端叫作骺。

长骨的体叫作骨干。

骨密质

骨小梁

环骨板

骨膜

中央哈弗斯管

骨单位

穿通管（或称福尔克曼管）

骨的生长

骨在骺板处生长，这里是细胞分裂产生新的成骨细胞和矿化基质的软骨区域。骨膜下的骨生长（外加生长）可增加骨周长或骨宽度。随着骨周长的增长，骨内膜处的骨会被移除，从而优化骨的强重比。骺板在幼年期出现，在青春期消失。

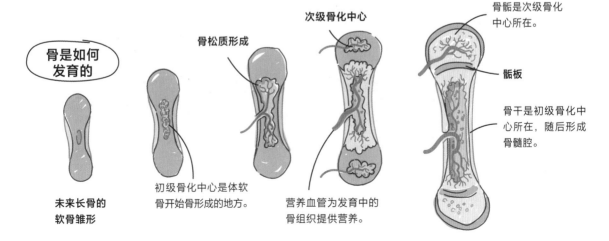

骨是如何发育的

未来长骨的软骨雏形

初级骨化中心是体软骨开始骨形成的地方。

骨松质形成

次级骨化中心

营养血管为发育中的骨组织提供营养。

骨骺是次级骨化中心所在。

骺板

骨干是初级骨化中心所在，随后形成骨髓腔。

中轴骨骼

中轴骨骼位于头、颈和躯干内。附肢骨骼附着在中轴骨骼上，保护胸腔和上腹部的内脏。

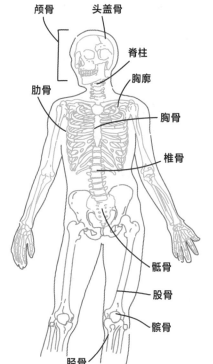

颅骨 头盖骨
脊柱
胸廓
肋骨
胸骨
椎骨
骶骨
股骨
髌骨
胫骨

颅骨

颅骨分为面颅和脑颅。面骨包括**鼻骨**、**颧骨**、**泪骨**、**上颌骨**和**下颌骨**。

前囟点是额骨和两块顶骨的相接处，相当于婴儿的前囟。

脑颅包括颅底骨（**蝶骨**、**筛骨**、**颞骨**和**枕骨**）和颅顶的

扁骨（额骨和顶骨）。枕骨上的孔（**枕骨大孔**）使脊髓与脑干相连。

颅腔内容纳了主要的感受器官，有眼睛、耳朵、鼻子和舌头。

顶骨和枕骨的相接处是**人字点**，相当于婴儿的后囟。

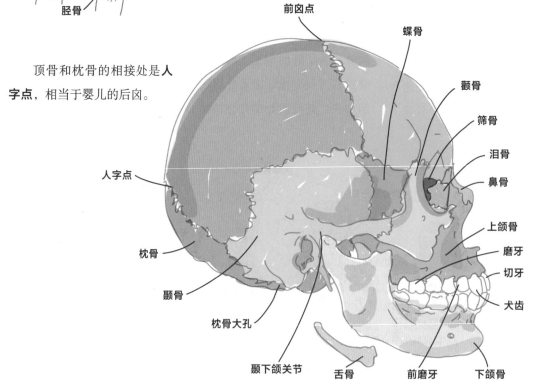

前囟点
蝶骨
颧骨
筛骨
泪骨
鼻骨
上颌骨
磨牙
切牙
犬齿
前磨牙
下颌骨
舌骨
颞下颌关节
枕骨大孔
颞骨
枕骨
人字点

眶是一个保护眼睛的骨腔，使眼球运动的眼外肌就附着在眶上（见第 147 页插图）。

内耳位于致密坚硬的颞骨岩部（形状像岩石）深处。高密度的颞骨能把来自外部环境的声音从内耳反射出去，从而提高听觉的敏锐度。

嗅区位于鼻腔顶部的筛骨上。

味觉感受器主要位于舌上，由下颌骨和上颌骨保护。

上颌骨和下颌骨上长有牙齿（成年人一般有 32 颗），形成了牙弓。成人口腔的每个象限都包含两颗切牙、一颗犬齿、两颗前磨牙和三颗磨牙。

下颌骨与两侧的颞骨通过关节相连。**颞下颌关节**可使颌骨开合、伸缩和左右移动。

脊柱

脊柱由 26 块不规则的**椎骨**组成。从颅底到髋骨，椎骨的大小逐渐增大。椎骨有 7 节在颈部（颈椎），有 12 节在胸部（胸椎），有 5 节在腰部（腰椎），还有 5 节在躯干底部（骶椎融合成骶骨）。骶骨下方有一些小骨形成退化的尾部（尾骨）。

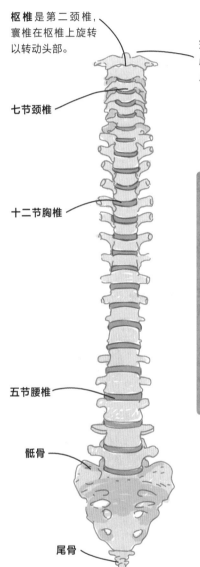

枢椎是第二颈椎，寰椎在枢椎上旋转以转动头部。

寰椎是第一颈椎，与颅底枕骨相连，产生点头的动作。

七节颈椎

十二节胸椎

五节腰椎

骶骨

尾骨

保护气道的舌骨

舌骨是颈部的重要骨骼，舌头和喉咙的肌肉附着在其上，防止气道在深吸气时塌陷。舌骨骨折是法医病理学家判断窒息死的证据（舌骨位置见第 48 页插图）。

肋骨和胸骨

胸部的重要器官由 12 对肋骨和胸骨保护。

位于胸前部的扁骨结构就是**胸骨**，包括胸骨柄、胸骨体和剑突。之所以用"剑"这个字，原因是剑突的形状好似希腊重装甲步兵使用的剑（见第 43 页）。

第 1 对至第 7 对真肋通过肋软骨与胸骨相连。

第 8 对到第 10 对假肋通过上面的肋骨间接连接到胸骨上。

第 11 对和第 12 对浮肋与胸骨不相连。

上肢骨

上肢骨包含上肢带骨和自由上肢骨。

上肢带骨

上肢带骨由肩胛骨和锁骨组成。

锁骨通过胸骨柄上的一个关节与中轴骨骼直接相连。它起着枢轴的作用，使肩胛骨和上肢可绕锁骨与胸骨的连接点自由活动。

上臂和肱骨

肱骨是臂骨，近端与肩胛骨相连，远端与前臂的桡骨和尺骨相连。

肱骨头可以在关节盂处自由活动，使臂能够高举过头。

肱骨远端与尺骨连接的关节呈铰链状，仅允许肘关节屈伸。

肱骨和桡骨之间的关节可使桡骨绕其长轴转动，从而使前臂旋转。

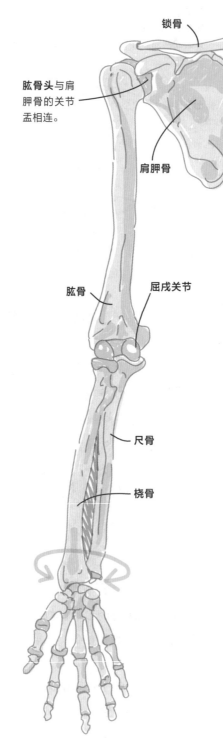

锁骨

胸锁关节

肱骨头与肩胛骨的关节盂相连。

肩胛骨

肱骨

屈戍关节

尺骨

桡骨

胸锁关节是肩部运动时锁骨旋动的枢轴点。

肩胛骨外观呈桨叶状，仅通过肌肉和锁骨与中轴骨骼相连。肩胛骨的上外侧角有一处椭圆形面（关节盂），与肱骨头连接。

屈戍关节位于肱骨和尺骨之间。

前臂：桡骨和尺骨

前臂的**桡骨**和**尺骨**由肌肉、膜和韧带连接，使桡骨可绕尺骨自由旋转。

手位于桡骨末端，旋转桡骨可使手掌朝下/朝后（旋内）或朝上/朝前（旋外）运动。

手腕和手

腕骨位于腕部，排成两排，每排4块。近端一排是**手舟骨**、**月骨**、**三角骨**和**豌豆骨**。远端一排是**大多角骨**、**小多角骨**、**头状骨**和**钩骨**。椭圆状腕关节位于桡骨远端、手舟骨和月骨之间，可实现腕的屈伸和手靠近或远离身体中线（内收/外展）等动作。

手指

手指（指）的骨被称为**指骨**。

第一指（拇指）有两块指骨：近节指骨和远节指骨。

第二指至第五指各有三块指骨：近节指骨、中节指骨和远节指骨。

指骨之间的关节叫作**指间关节**，属于屈戌关节。在近节指骨和**掌骨**之间（**掌指关节**）的是髁状关节，可屈伸和做一些侧向动作（外展/内收）。

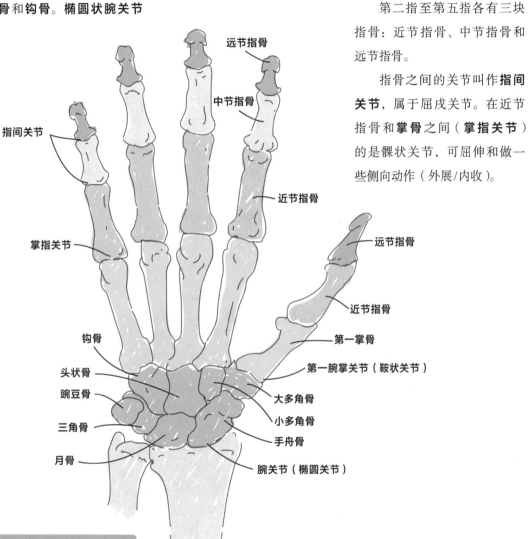

远节指骨
中节指骨
指间关节
掌指关节
近节指骨
远节指骨
近节指骨
第一掌骨
第一腕掌关节（鞍状关节）
钩骨
头状骨
豌豆骨
三角骨
月骨
大多角骨
小多角骨
手舟骨
腕关节（椭圆关节）

手腕骨折

跌倒时用手掌撑地可导致桡骨远端及手舟骨骨折。拉长的肩胛骨也可能在其腰部处骨折，导致其中一半缺血性坏死。

手掌

手掌骨由5块掌骨组成，与远端一排腕骨相连。**第一腕掌关节**位于拇指的第一掌骨和大多角骨之间。

大多角骨对人的手部功能而言至关重要。它可向手掌平面外旋转，呈马鞍状，使拇指扫过手掌，与其他手指进行对掌运动（拇指指肚和其他手指指肚贴合）。

下肢骨

下肢骨由下肢带骨和下肢的其余部分组成。两块髋骨和骶骨形成一个高度稳定的环状结构，把体重传递分散至其他骨骼，保护盆腔中柔软的器官。

下肢带骨

下肢带骨只有一块髋骨，是在胎儿期和新生儿期由三块骨（**耻骨、髂骨**和**坐骨**）融合而成的。

骨盆（pelvis）一词来自拉丁语，是"桶"或"盆"的意思，是指由一对髋骨和骶骨形成的盆状骨。

三块骨在杯状的**髋臼**处接合，与股骨头相连。

一侧的耻骨通过**耻骨联合**与另一侧的耻骨相连。

骶骨两侧分别与髋骨相连。髂骨在**骶髂关节**处与骶骨相连。致密的韧带使骶髂关节保持稳定，骶髂关节通常只在女性孕晚期活动，因为此时产道更宽，弹性也更大。

在三块髋骨融合之前，髋臼被一块状似梅赛德斯标志的三角软骨（或称Y形软骨）占据。

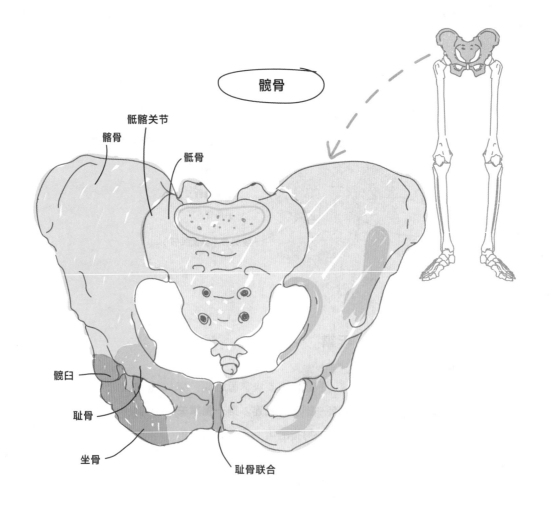

髋骨

髂骨

骶髂关节

骶骨

髋臼

耻骨

坐骨

耻骨联合

大腿和小腿

大腿的骨叫作**股骨**。

髌骨是内嵌于大腿前侧股四头肌肌腱的籽骨。

胫骨是小腿的承重骨。胫骨近端的股骨髁关节面成对且扁平，由**髁间区**分隔开，用于连接韧带。胫骨远端有一个突起，叫作**内踝**，我们在踝关节内侧可以摸到它。

腓骨、胫骨与足距骨一起形成**距小腿关节**的上表面。

股骨头

股骨

髁

髁间区

髌骨

腓骨

胫骨

内踝

距小腿关节　外踝

股骨头的近端与髋臼连接成球窝关节。这个髋关节不如肩关节灵活，但可以在三个轴向上活动，即屈伸、外展/内收、旋转。

股骨远端有一对髁，与胫骨和髌骨在膝关节处相连。

腓骨位于小腿外侧，是肌肉附着的地方。腓骨近端和远端与胫骨相连。腓骨远端形成**外踝**，我们在踝关节外侧可以摸到它。

足和足趾

足的近端包括7块跗骨：距骨、跟骨、足舟骨和骰骨，以及中间楔骨、外侧楔骨和内侧楔骨。足的远端由5块跖骨组成。人体的重量不仅通过距骨和跟骨传递到地面，还通过足舟骨、楔骨和跖骨向前传递到**拇趾**底部。

足趾由趾骨组成，这与手指十分类似。拇趾（第一趾）有两块趾骨：近节趾骨和远节趾骨。

距骨与胫骨、腓骨在距小腿关节处相连。

足舟骨呈船形，与距骨头相连。

内侧楔骨位于足舟骨和第一跖骨之间。

第一趾（拇趾）的**远节趾骨**

第一趾（拇趾）的**近节趾骨**

足的**内侧纵弓**

跟骨形成足跟，支撑距骨。

第二趾至第五趾各有三块趾骨：近节趾骨、中节趾骨和远节趾骨。

大部分负重通过跟骨粗隆（圆形突起）传递到地面，跟骨粗隆形成骨性后跟。第一跖骨、内侧楔骨、足舟骨、距骨和跟骨形成足的内侧纵弓，足弓塌陷则会形成扁平足。

人体关节

两块或两块以上的骨相接的地方叫作**关节**。人体关节分为纤维关节、软骨关节和滑膜关节，这与两块骨之间的物质（纤维组织、软骨或滑液）有关。

纤维关节

纤维关节通常固定不动或活动性差。它们存在于颅骨之间（**缝**），以及牙齿和颌之间（**嵌合**）。

嵌合由牙齿周围的**牙周韧带**形成，这些韧带把牙齿牢牢地固定在上颌骨或下颌骨上。

缝处的致密纤维组织，以及骨边缘的交错样式，把颅骨连接在一起。

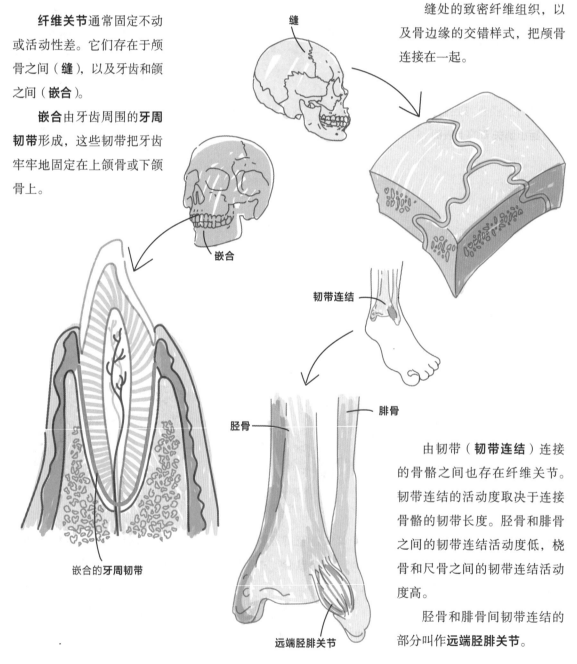

由韧带（**韧带连结**）连接的骨骼之间也存在纤维关节。韧带连结的活动度取决于连接骨骼的韧带长度。胫骨和腓骨之间的韧带连结活动度低，桡骨和尺骨之间的韧带连结活动度高。

胫骨和腓骨间韧带连结的部分叫作**远端胫腓关节**。

缝

嵌合

嵌合的**牙周韧带**

韧带连结

腓骨

胫骨

远端胫腓关节

软骨关节

在**软骨关节**中，关节骨由软骨连接。

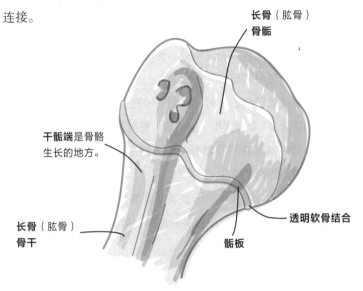

长骨（肱骨）骨骺

干骺端是骨骼生长的地方。

长骨（肱骨）骨干

骺板

透明软骨结合

透明软骨结合指由透明（玻璃状）软骨连接两块骨（或骨化中心）的关节。最典型的例子是**骺板**。这些都是骨骼生长区域，青春期结束后就会消失。

纤维软骨结合指由纤维软骨连接两块骨的关节（见右侧联合关节）。它们位于椎骨体（椎间盘）之间和骨盆的两块耻骨之间，被称为耻骨联合。

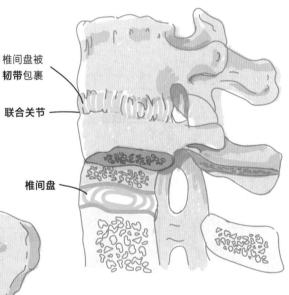

椎间盘被韧带包裹

联合关节

椎间盘

耻骨联合

纤维软骨结合的关节可轻微活动，具有一定的强度和灵活性。在女性孕晚期，松弛素这种多肽激素可使耻骨联合的柔韧性提高，帮助扩大产道。

滑膜关节

滑膜关节通常按其形状和自由活动范围分类。滑膜关节的稳定性取决于关节的形状、加固关节的韧带，以及跨越关节的肌肉张力。这就是为什么良好的肌肉力量对避免关节不稳定和骨关节炎磨损来说很重要。

滑膜关节的特征

* 关节表面光滑的透明（玻璃状）**关节软骨**，可吸收压缩力
* 关节腔或滑膜囊内充满滑液，可减少摩擦
* **关节囊**通过纤维组织（纤维囊）为关节提供稳定性
* **滑膜**形成关节囊的内衬，并制造填充关节的滑液
* 黏稠的滑液，稠度类似于生蛋清，有润滑关节表面的作用
* 加强韧带通常在关节囊外（囊外韧带），但有时也在关节囊内（囊内韧带）
* 沿关节一侧充满液体的滑膜囊，可与关节腔相连
* 丰富的神经供应，可识别关节疼痛，监测关节拉伸情况

滑膜关节

关节软骨

滑膜

关节囊

关节腔

大多角骨

平面关节

手舟骨

平面关节具有平坦的关节面，仅限于非轴向滑动，比如腕骨和跗骨之间的滑动。

肱骨

屈戍关节

尺骨

屈戍关节只能单轴屈伸，比如，在肱骨和尺骨之间或在指骨之间。

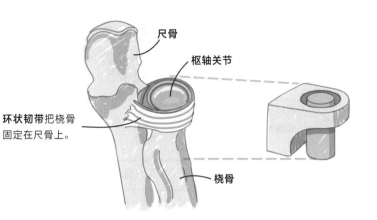

尺骨

枢轴关节

环状韧带把桡骨
固定在尺骨上。

桡骨

枢轴关节能做单轴运动，
即一块骨相对于另一块骨旋转，
比如远端桡尺关节与近端桡尺
关节。

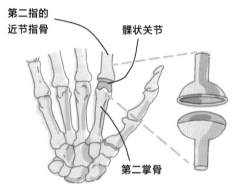

第二指的
近节指骨

髁状关节

第二掌骨

髁状关节能做双轴运动，即屈/
伸、外展/内收，比如掌指关节。

鞍状关节的形状像互相交
错的马鞍，能做双轴运动（屈/
伸和外展/内收），比如第一腕
掌关节。

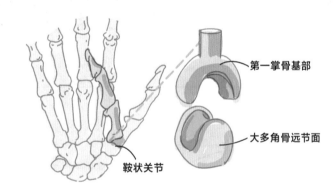

第一掌骨基部

大多角骨远节面

鞍状关节

球窝关节能做多轴运动（屈/
伸、外展/内收和旋转），比如肩
关节和髋关节。

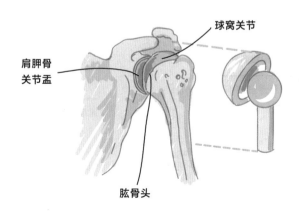

球窝关节

肩胛骨
关节盂

肱骨头

膝关节

一些关节并不完全符合前
面的分类。比如，膝关节是双
髁关节，主要做屈和伸的动作，
无法外展、内收，但能稍稍旋
转以锁定和解锁膝关节。

骨细胞的类型

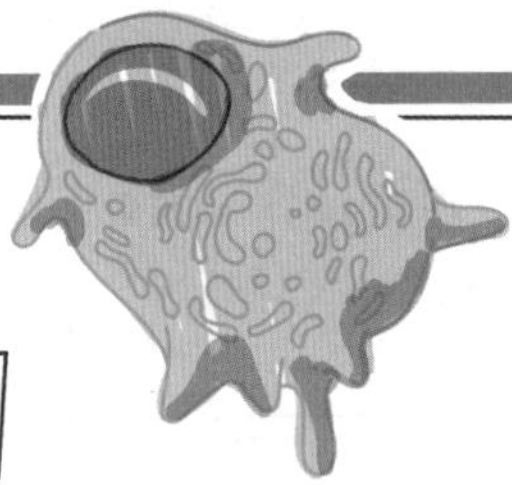

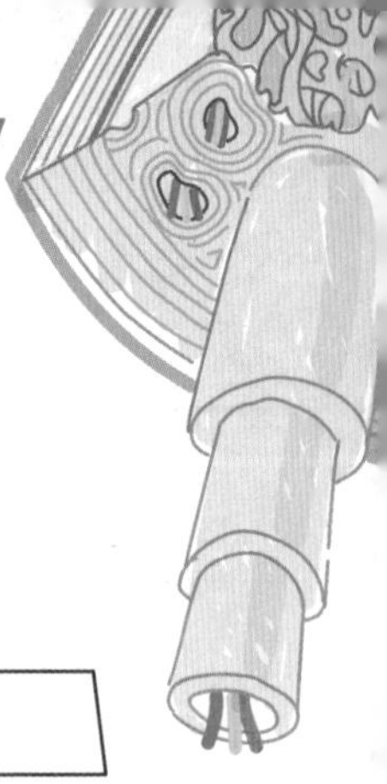

包括成骨细胞、骨细胞和破骨细胞。

骨形成

骨能在软骨雏形中或膜之间形成。

长骨的结构

具有管状结构，可最大限度地提高骨的强度和减轻骨的重量。

骨的结构

骨生长

在软骨骺板处发生。

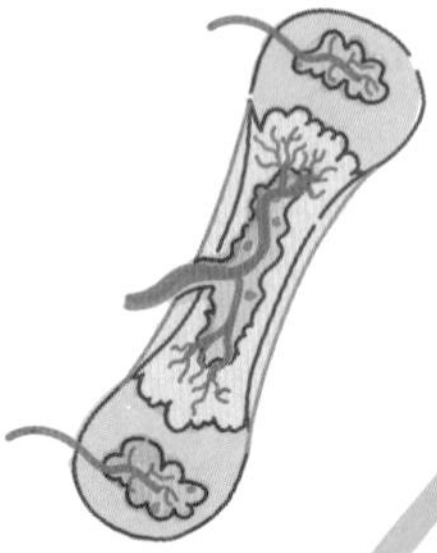

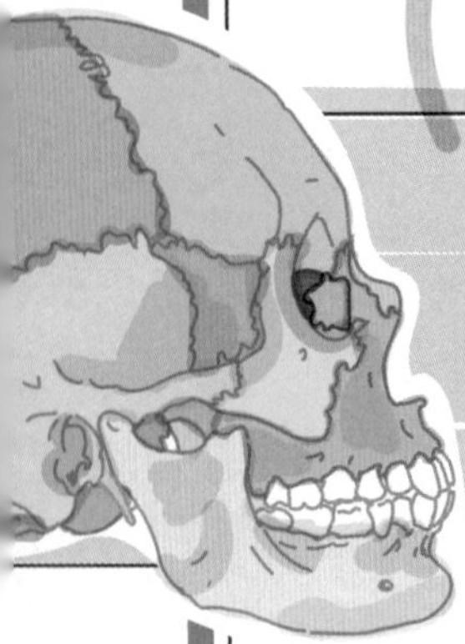

骨骼和关节

颅骨

颅骨分为面颅和脑颅。

中轴骨骼

软骨关节

关节骨由软骨连接。

肋骨和胸骨

胸部的重要器官由 12 对肋骨和胸骨保护。

纤维关节

通常固定不动或活动性差。

脊柱

由 26 块不规则的椎骨组成，从颅底到尾骨，椎骨的尺寸逐渐增大。

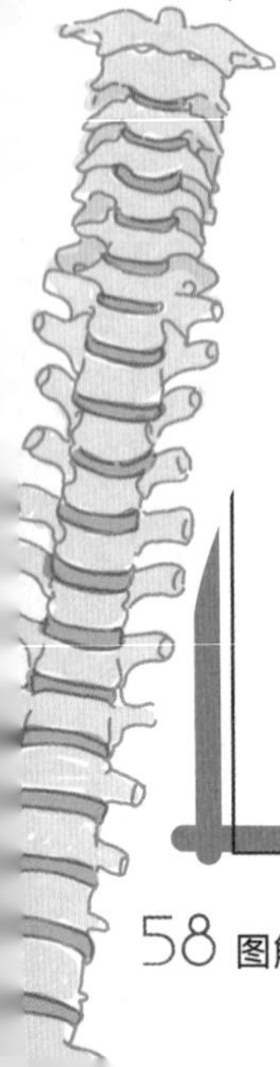

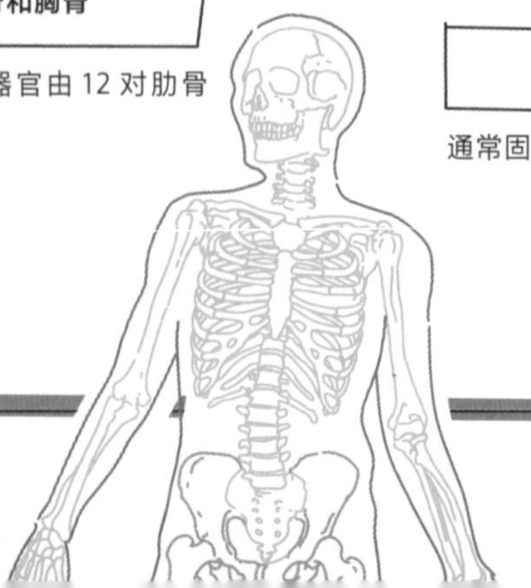

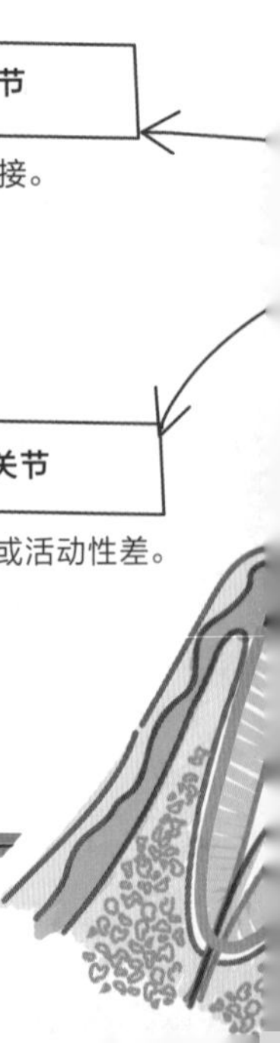

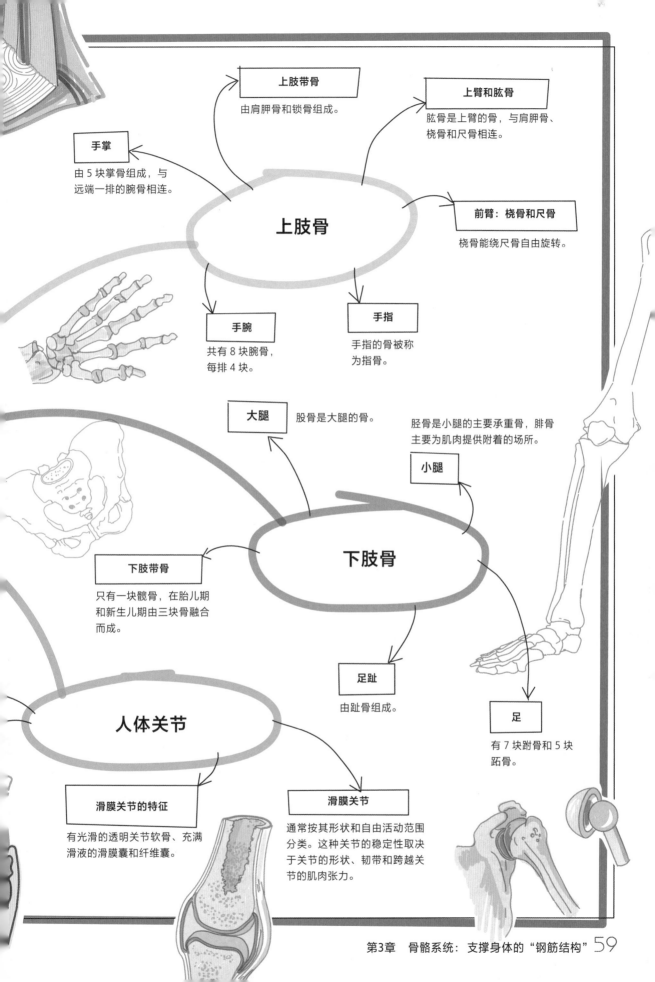

上肢带骨

由肩胛骨和锁骨组成。

上臂和肱骨

肱骨是上臂的骨，与肩胛骨、桡骨和尺骨相连。

手掌

由 5 块掌骨组成，与远端一排的腕骨相连。

前臂：桡骨和尺骨

桡骨能绕尺骨自由旋转。

上肢骨

手腕

共有 8 块腕骨，每排 4 块。

手指

手指的骨被称为指骨。

大腿 股骨是大腿的骨。

胫骨是小腿的主要承重骨，腓骨主要为肌肉提供附着的场所。

小腿

下肢骨

下肢带骨

只有一块髋骨，在胎儿期和新生儿期由三块骨融合而成。

足趾

由趾骨组成。

足

有 7 块跗骨和 5 块跖骨。

人体关节

滑膜关节的特征

有光滑的透明关节软骨、充满滑液的滑膜囊和纤维囊。

滑膜关节

通常按其形状和自由活动范围分类。这种关节的稳定性取决于关节的形状、韧带和跨越关节的肌肉张力。

第4章

肌肉系统：让身体动起来

肌肉系统可使我们的身体运动，这要归功于附着在骨骼上的骨骼肌（也叫横纹肌）。躯干肌能等长（保持相同的长度）收缩，使人体保持站立或坐下的姿势。

　　体壁的肌肉可以保护胸腔和腹腔中脆弱的内脏，并协助重要的体内功能正常运转，比如肺通气、排尿和排便。

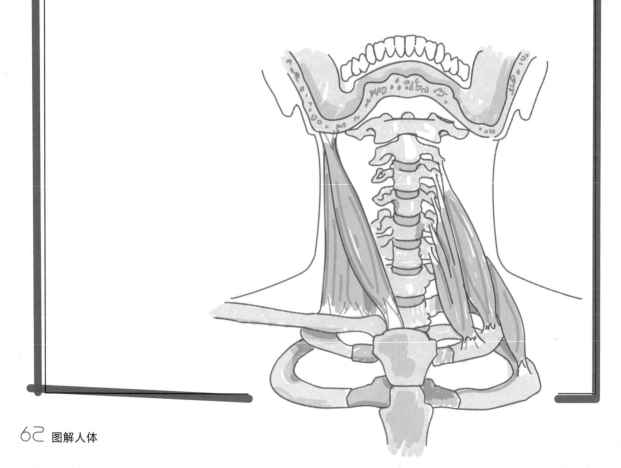

肌腱是怎样把肌肉连接到骨骼上的？

骨骼肌由一条或多条肌腹组成，至少有两条肌腱附着在骨骼上。肌肉内侧或近侧的附着点被称为**肌肉起点**，外侧或远侧的附着点被称为**肌肉止点**。

人体内存在全部三种类型的机械杠杆：平衡杠杆（第一类杠杆），省力杠杆（第二类杠杆），费力杠杆（第三类杠杆）。

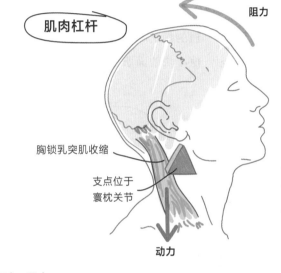

肌肉杠杆

阻力

在平衡杠杆中，支点位于动力和阻力的作用点之间，比如以寰枕关节为支点抬高头部

胸锁乳突肌收缩

支点位于寰枕关节

动力

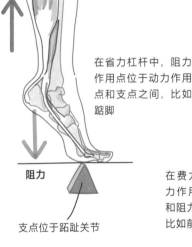

小腿三头肌（腓肠肌和比目鱼肌）、胫骨后肌和趾深屈肌收缩

动力

在省力杠杆中，阻力作用点位于动力作用点和支点之间，比如踮脚

阻力

支点位于跖趾关节

在费力杠杆中，动力作用点位于支点和阻力作用点之间，比如前臂屈肘

动力

阻力

肱二头肌和肱肌收缩

支点位于肘关节

肌腱在骨上的止点是一个特殊区域，它的抗拉强度接近甚至大于骨本身。肌腱十分强韧，突发的肌肉拉力能导致止点处的骨同其他部分分离，这就是**撕脱骨折**。

肌肉功能通常包括收缩腹部，使起点和止点更靠近。实际发生的运动取决于哪一端是固定的。比如，手臂的肱三头肌可以使手在上肢自由活动时举过头顶，也可以在做俯卧撑时让手撑在地板上，同时让躯干抬升。

头肌

头肌包括面肌、咀嚼肌、眼外肌和软腭、咽、喉部的肌肉。

面肌是如何使面部皮肤活动的

面肌也被称为面部表情肌。它们中至少有一块附着在面部皮肤的真皮上，以便改变面部表情。面肌由脑干的面神经（第七对脑神经）控制。有的面肌呈环状，环绕着面部的开口。

有的面肌呈片状，比如前额的**额肌**和颈部的**颈阔肌**。其他小块的面肌则呈细带状，比如**颧大肌**、**颧小肌**和**提上唇肌**。

颊肌是位于前颊的深层面肌，我们咀嚼时它能帮助食物在牙齿之间移动。

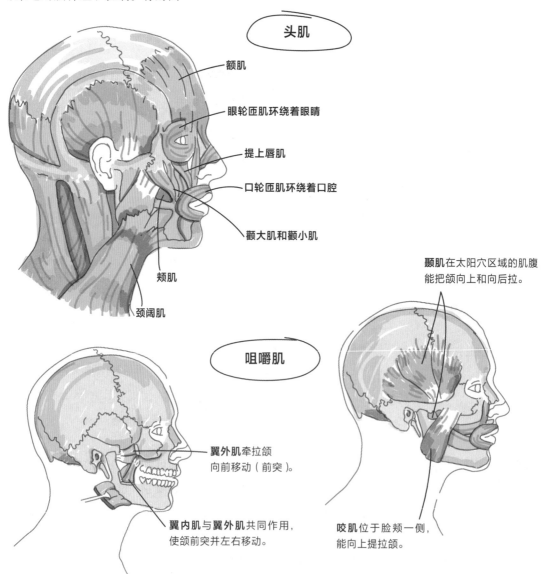

头肌

额肌

眼轮匝肌环绕着眼睛

提上唇肌

口轮匝肌环绕着口腔

颧大肌和颧小肌

颊肌

颈阔肌

颞肌在太阳穴区域的肌腹能把颌向上和向后拉。

咀嚼肌

翼外肌牵拉颌向前移动（前突）。

翼内肌与**翼外肌**共同作用，使颌前突并左右移动。

咬肌位于脸颊一侧，能向上提拉颌。

眼外肌

眼外肌可移动眼球。4 条直肌——**上直肌**、**内直肌**、**下直肌**和**外直肌**——环绕眼球成 90 度排列，分别使眼球向上、向内、向下和向外运动。

上睑提肌可提拉眼睑。

眼球在鼻侧转动时，两块斜肌——**上斜肌**和**下斜肌**——可分别使眼睛向下和向上转动。

眼外肌由脑干的动眼神经、滑车神经和展神经支配。

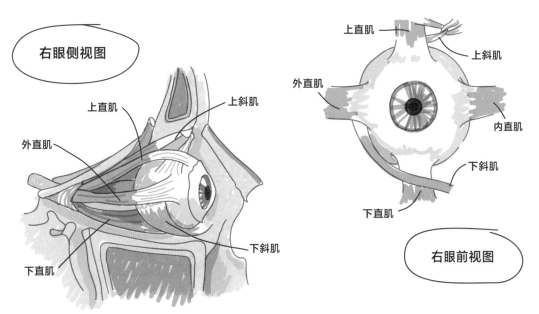

右眼侧视图

上直肌

上斜肌

外直肌

下斜肌

下直肌

右眼前视图

上直肌

上斜肌

外直肌

内直肌

下斜肌

下直肌

舌、腭和咽

舌是肌性器官。舌内在肌可以改变舌的形状，排列在三个平面上。舌外在肌可以改变舌的位置。

舌在我们吞咽、说话和咀嚼食物的时候，都发挥着重要作用。大多数舌肌都由位于脑干的舌下神经支配。

腭是把鼻腔和口腔分隔开的骨性和肌性结构。腭肌主要受迷走神经支配，吞咽时可使鼻腔闭合。

咽是悬挂在颅底的肌肉管。在迷走神经的控制下，咽通过收缩把吞咽的食物挤压进食管。

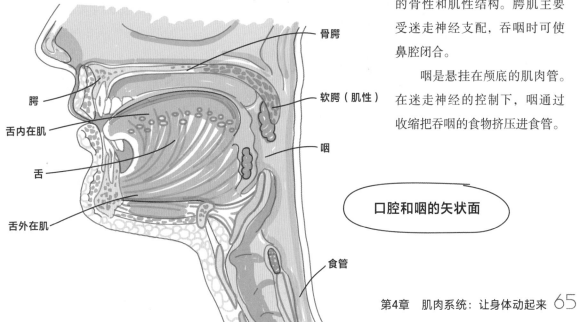

腭

舌内在肌

舌

舌外在肌

骨腭

软腭（肌性）

咽

食管

口腔和咽的矢状面

颈肌和躯干肌

躯干肌可保持身体姿势，弯曲和旋转头、躯干，支撑腹部和盆腔器官，在肺通气方面发挥着至关重要的作用。背肌沿脊柱向下延伸。

颈肌

颈肌排列在脊柱的前后。

脊柱前部的肌肉包括**胸锁乳突肌**和**斜角肌**，胸锁乳突肌让头保持稳定并使头转动，斜角肌可抬升肋骨。

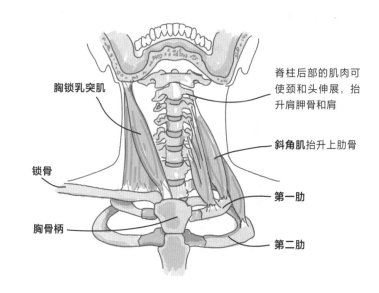

胸锁乳突肌

锁骨

胸骨柄

脊柱后部的肌肉可使颈和头伸展，抬升肩胛骨和肩

斜角肌抬升上肋骨

第一肋

第二肋

膈肌

膈肌是最重要的吸气肌。它是一种穹隆形的肌肉–纤维结构，把胸腔和腹腔分开。

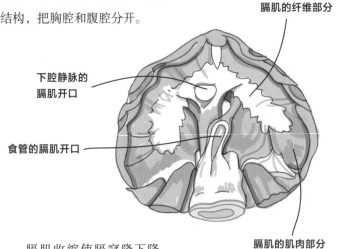

下腔静脉的膈肌开口

食管的膈肌开口

膈肌的纤维部分

膈肌的肌肉部分

膈肌收缩使膈穹隆下降，抬升胸腔的高度，把空气吸入肺。在提重物（支撑背肌）、咳嗽、呕吐、排便和分娩时，膈肌也有助于提高腹内压。

肋间肌

肋间肌填充相邻肋骨之间的空隙，能抬升或降低肋骨，帮助肺通气（分别为吸气和呼气）。肋间肌的主要作用是防止膈肌收缩时肋间隙凹陷。

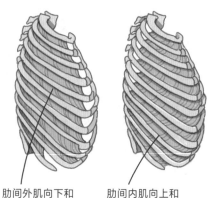

肋间外肌向下和向前伸展

肋间内肌向上和向前伸展

腹前壁肌

腹壁肌可以保护和支撑内脏。它们是重要的**呼气肌**，通过压紧腹部和间接抬升膈肌来引发呼气动作。当我们打喷嚏和咳嗽时，腹壁肌也会迅速收缩。腹壁肌收缩会增加压力，比如排便、呕吐时排出胃含物和分娩时娩出胎儿的压力。

腹壁肌由三层侧肌组成（由外向内）：**腹外斜肌，腹内斜肌**和**腹横肌**。

腹直肌位于腹前壁，是躯干屈肌。收缩一侧的两块斜肌能使躯干屈向该侧（侧屈）。

收缩一侧的腹外斜肌和另一侧的腹内斜肌，能让上躯干转到活动的腹内斜肌一侧。

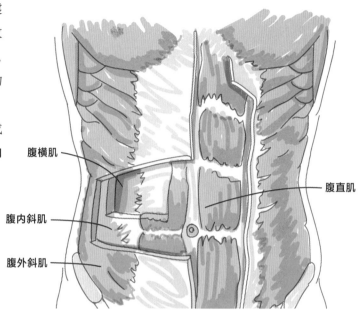

腹横肌

腹直肌

腹内斜肌

腹外斜肌

腹后壁肌

腰方肌与第十二肋、腰椎和髂嵴相连。它是重要的姿势肌，可使躯干侧屈。

腰大肌起自腰椎，附着在股骨上。它可使大腿在髋部弯曲。

髂肌起自髂窝，（通过腰大肌的总腱）附着在股骨上。它可使大腿在髋部弯曲。

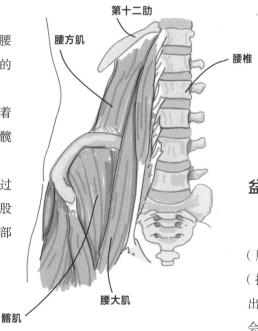

第十二肋

腰方肌

腰椎

腰大肌

髂肌

盆底肌

盆底肌可支撑盆腔器官（膀胱和子宫），并控制尿液（排尿）和粪便（排便）的排出。多胎妊娠和阴道分娩可能会使盆底肌受损，导致一些女性出现大小便失禁。

上肢肌

上肢肌包括使上肢绕其基底运动的肩部肌肉、肘部的屈肌和伸肌、前臂肌和手内肌群。

肩部肌肉

肩部肌肉可分为三角肌、胸前肌群、后内侧肌群（**背阔肌**、前锯肌和**斜方肌**）和肩袖肌群。

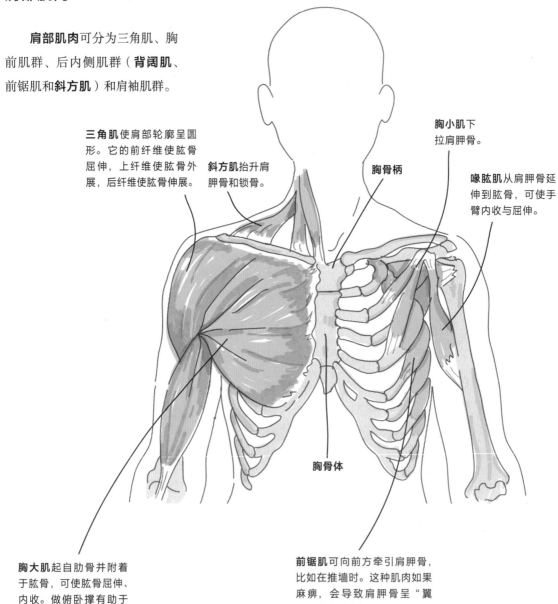

三角肌使肩部轮廓呈圆形。它的前纤维使肱骨屈伸，上纤维使肱骨外展，后纤维使肱骨伸展。

斜方肌抬升肩胛骨和锁骨。

胸骨柄

胸小肌下拉肩胛骨。

喙肱肌从肩胛骨延伸到肱骨，可使手臂内收与屈伸。

胸骨体

胸大肌起自肋骨并附着于肱骨，可使肱骨屈伸、内收。做俯卧撑有助于锻炼胸大肌。

前锯肌可向前方牵引肩胛骨，比如在推墙时。这种肌肉如果麻痹，会导致肩胛骨呈"翼状"或向后隆起。

肩袖肌群附着在肩关节囊周围，包括**冈上肌**（外展手臂）、**肩胛下肌**（内旋手臂）、**小圆肌**和**冈下肌**（外旋手臂）。

大圆肌不是肩袖肌群的一部分。它从肩胛骨延伸到肱骨骨干，可使肱骨向内侧伸展和旋转。

背阔肌是有力的收肌和伸肌，控制游泳和攀爬时的下冲动作。

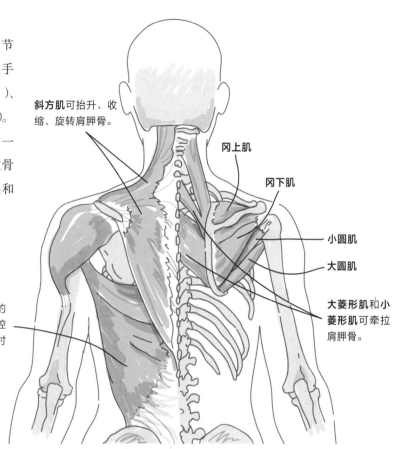

斜方肌可抬升、收缩、旋转肩胛骨。

冈上肌

冈下肌

小圆肌

大圆肌

大菱形肌和**小菱形肌**可牵拉肩胛骨。

肘部的屈肌和伸肌

手臂前部的肌肉（**肱二头肌**和**肱肌**）可使肘部弯曲。肱二头肌还可跨越肩关节，使手臂弯曲。肱二头肌的肌腱环绕在桡骨上，因此它是前臂强有力的旋后肌（可使掌心向前或向上）。

手臂后部的肌肉（**肱三头肌**）是肘部强有力的伸肌。它有三个头，其中一个连接肩胛骨（长头），另外两个连接肱骨（外侧头和内侧头）。肱三头肌附着在尺骨的鹰嘴（肘尖）上。

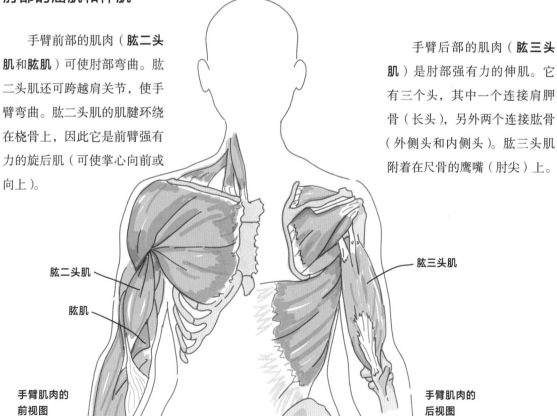

肱二头肌

肱肌

肱三头肌

手臂肌肉的前视图

手臂肌肉的后视图

前臂和手部的肌肉

前臂肌分为两个肌群：前臂前部的腕和手指屈肌群，前臂后部的腕和手指伸肌群。

手内肌群分为三部分：小鱼际肌、鱼际肌和骨间肌。

手指屈肌群包括指浅屈肌、指深屈肌、桡侧腕屈肌、尺侧腕屈肌和拇长屈肌。

小鱼际肌：位于小指根部，可使小指弯曲和外展，也可使小指与拇指的指肚相对。

指浅屈肌：可使近指间关节屈曲。

桡侧腕屈肌：位于前臂桡侧，可使手腕弯曲和外展。

旋前圆肌：圆形的浅表肌，可使前臂旋前（手掌心向下或向后）。

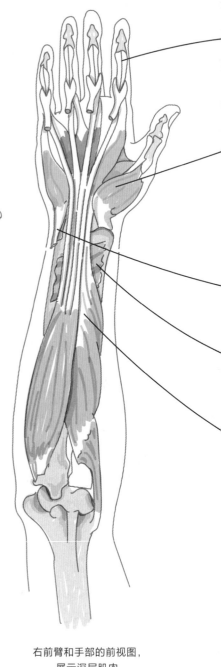

前臂和手部的屈肌群

右前臂和手部的前视图，展示深层肌肉

右前臂和手部的前视图，展示浅表肌肉

前臂和手部的伸肌群

骨间肌：位于掌心及掌骨之间，可使手指外展和内收。骨间肌可在指间关节处使手指伸展，使掌指关节弯曲。它对手指完成精细动作而言非常重要，比如穿针引线。

指深屈肌：可使远指间关节屈曲，是一种屈戍关节。

鱼际肌：位于拇指根部，可使拇指弯曲和外展，也可使拇指与其他手指相对。对掌运动是一种重要的功能性运动，即拇指的指肚与其他手指的指肚逐一贴合。

示指伸肌：可使食指（第二指）独立伸展并指向前方。当其他手指弯曲时，它是使食指伸展的重要肌肉。

尺侧腕屈肌：位于前臂尺侧，可使腕弯曲和内收。

拇长伸肌：可使拇指的指间关节伸展。

旋前方肌：可使前臂旋前的深层四面肌，也可使掌心向下或向后。

拇短伸肌：可使近节指骨在拇指的掌指关节处伸展和外展。

小指伸肌：可使小指（第五指）独立伸展。

拇长屈肌：可使拇指的指间关节屈曲，是力性抓握的重要肌肉。

指伸肌：可在掌指关节处使手指（第二至第五指）伸展桡侧腕。

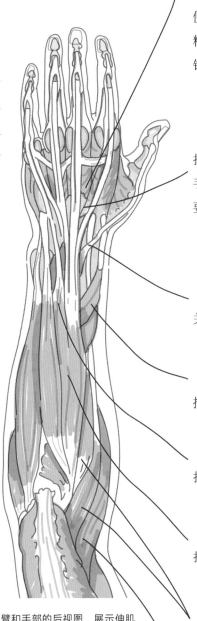

左前臂和手部的后视图，展示伸肌

桡侧腕长伸肌和桡侧腕短伸肌：可使手腕伸展和外展。

肱桡肌：可在前臂部分旋前（旋转）时屈肘。

下肢肌

下肢肌包括臀、大腿、小腿和足等部位的肌肉。这些肌肉主要用于控制站立、攀爬和行走，不具有像手部肌肉那样的精确控制力。

臀肌

臀肌分为三层。

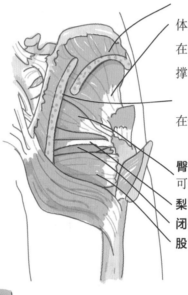

臀中肌和臀小肌：当人体处于步态周期的站立相时，在髋关节处使大腿外展，支撑骨盆。

臀大肌：爬楼梯时，可在髋关节处使大腿伸展。

臀部深层肌肉在髋关节处可使大腿侧旋：
梨状肌
闭孔内肌和闭孔外肌
股方肌

大腿肌

大腿肌分为三个肌群：前肌群、内侧肌群和后肌群。

前肌群

股四头肌（股直肌、股内侧肌、股中间肌、股外侧肌）：可使膝关节伸展。

股直肌：位于股四头肌群的最前面；跨越髋关节，所以也可使大腿屈曲。

缝匠肌：跨越髋关节和膝关节，可使两者弯曲成盘腿坐姿。

内侧肌群：
收肌

耻骨肌：可在髋关节处使大腿内收和弯曲。

长收肌、大收肌和短收肌：可在髋关节处使大腿内收。

股薄肌：可使大腿内收并向内侧旋转。

后肌群：
腘绳肌

半膜肌、半腱肌、股二头肌：都跨越髋关节和膝关节，可在髋关节处使大腿伸展和屈膝。

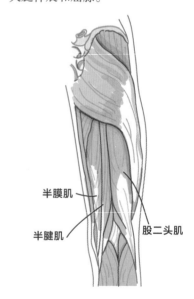

半膜肌
半腱肌
股二头肌

小腿肌和足部肌肉

小腿的肌肉分为三个肌群：前肌群、后肌群和外侧肌群。

前肌群

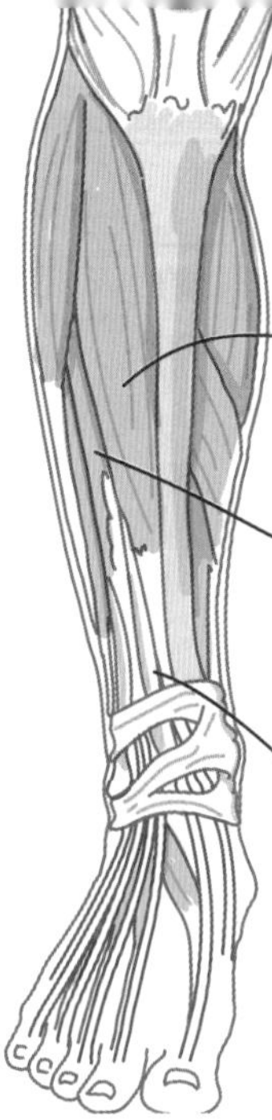

胫骨前肌：可使足在踝关节处背屈，也可使足内翻。

趾长伸肌：可使足在踝关节处背屈（趾尖向上），也可使趾（第二至第五趾）伸展。

拇长伸肌：可使足背屈，也可使拇趾（第一趾）伸展。

前肌群：踝和趾的伸肌

外侧肌群

足背肌（趾短伸肌和拇短伸肌）可使足趾伸展；**足外展肌**可使足底外展，如**腓骨长肌**和**腓骨短肌**。

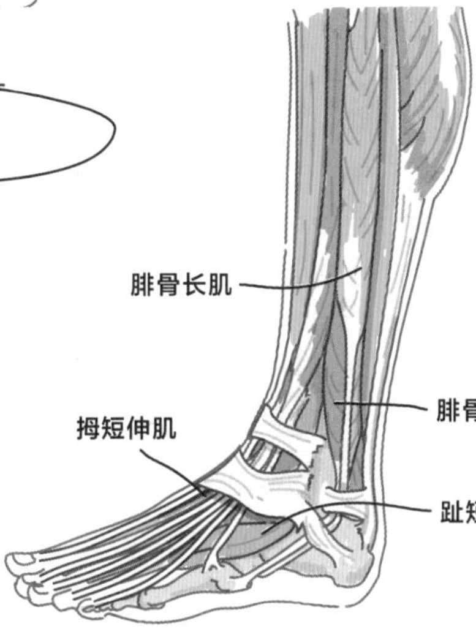

腓骨长肌

拇短伸肌

腓骨短肌

趾短伸肌

后肌群

后肌群包括浅筋膜室和深筋膜室、所有的踝屈肌和趾屈肌，以及可使足底内收的足内收肌。小腿三头肌是浅层后肌群，包括内侧和外侧的腓肠肌，以及比目鱼肌。

深层后肌群包括可使踝和外侧四趾屈曲的趾长屈肌，以及可使踝屈曲并使足翻转（未在图中展示）的胫骨后肌。

拇长屈肌可使踝和拇趾弯曲。

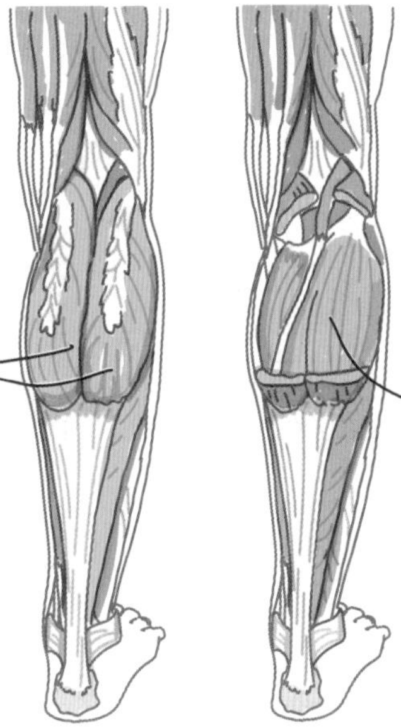

腓肠肌：跨越膝关节和踝关节，可使膝弯曲，也可使踝跖屈（足趾向下绷直）。

比目鱼肌：可使踝跖屈。

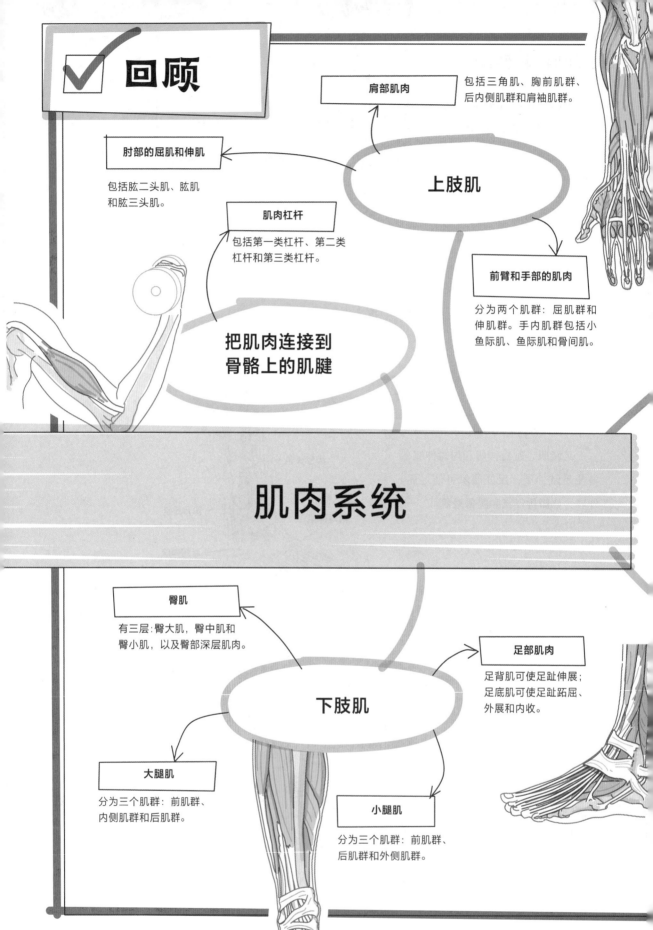

肩部肌肉

包括三角肌、胸前肌群、后内侧肌群和肩袖肌群。

肘部的屈肌和伸肌

包括肱二头肌、肱肌和肱三头肌。

肌肉杠杆

包括第一类杠杆、第二类杠杆和第三类杠杆。

上肢肌

前臂和手部的肌肉

分为两个肌群：屈肌群和伸肌群。手内肌群包括小鱼际肌、鱼际肌和骨间肌。

把肌肉连接到骨骼上的肌腱

肌肉系统

臀肌

有三层:臀大肌，臀中肌和臀小肌，以及臀部深层肌肉。

足部肌肉

足背肌可使足趾伸展；足底肌可使足趾跖屈、外展和内收。

下肢肌

大腿肌

分为三个肌群：前肌群、内侧肌群和后肌群。

小腿肌

分为三个肌群：前肌群、后肌群和外侧肌群。

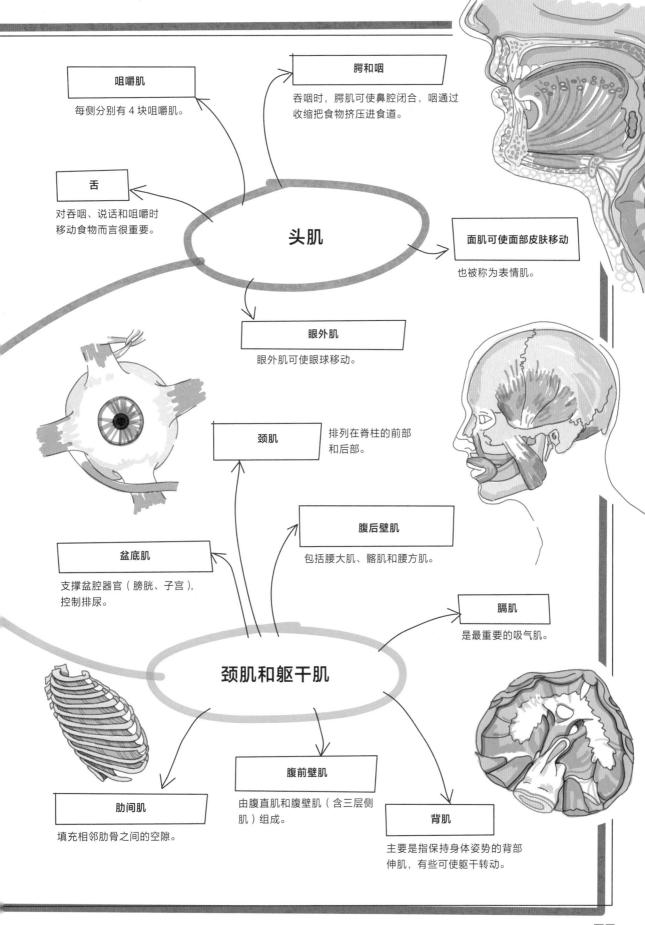

咀嚼肌

每侧分别有 4 块咀嚼肌。

腭和咽

吞咽时，腭肌可使鼻腔闭合，咽通过收缩把食物挤压进食道。

舌

对吞咽、说话和咀嚼时移动食物而言很重要。

头肌

面肌可使面部皮肤移动

也被称为表情肌。

眼外肌

眼外肌可使眼球移动。

颈肌

排列在脊柱的前部和后部。

腹后壁肌

包括腰大肌、髂肌和腰方肌。

盆底肌

支撑盆腔器官（膀胱、子宫），控制排尿。

膈肌

是最重要的吸气肌。

颈肌和躯干肌

肋间肌

填充相邻肋骨之间的空隙。

腹前壁肌

由腹直肌和腹壁肌（含三层侧肌）组成。

背肌

主要是指保持身体姿势的背部伸肌，有些可使躯干转动。

第 5 章

神经系统：我们的感觉

神经系统由中枢神经系统和周围神经系统两部分组成。中枢神经系统（脑和脊髓）受由颅骨和脊柱构成的背侧体腔保护。感觉信息通过脑神经和脊神经传递到大脑。有些反应是反射性的（比如膝跳、遇热时屈曲退缩或瞳孔收缩），但大多数反应都需要脊髓或脑一级的中枢来处理。之后，这些反应会通过运动通路传导到人体的肌肉和腺体。

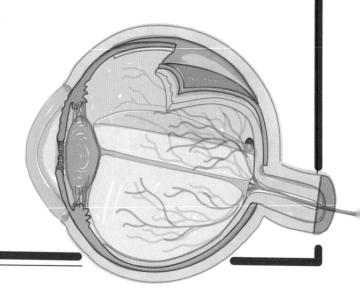

神经元的结构

典型的**神经元**具有专门的信息输入和输出结构。树突是输入通路，轴突是输出通路。一个人的脑内一般约有 800 亿个神经元。

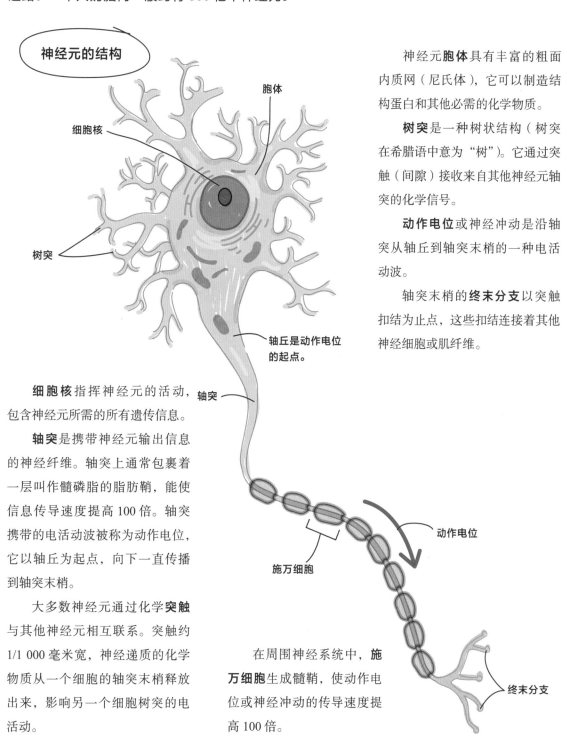

神经元**胞体**具有丰富的粗面内质网（尼氏体），它可以制造结构蛋白和其他必需的化学物质。

树突是一种树状结构（树突在希腊语中意为"树"）。它通过突触（间隙）接收来自其他神经元轴突的化学信号。

动作电位或神经冲动是沿轴突从轴丘到轴突末梢的一种电活动波。

轴突末梢的**终末分支**以突触扣结为止点，这些扣结连接着其他神经细胞或肌纤维。

图中标注：
- 神经元的结构
- 胞体
- 细胞核
- 树突
- 轴丘是动作电位的起点。
- 轴突
- 施万细胞
- 动作电位
- 终末分支

细胞核指挥神经元的活动，包含神经元所需的所有遗传信息。

轴突是携带神经元输出信息的神经纤维。轴突上通常包裹着一层叫作髓磷脂的脂肪鞘，能使信息传导速度提高 100 倍。轴突携带的电活动波被称为动作电位，它以轴丘为起点，向下一直传播到轴突末梢。

大多数神经元通过化学**突触**与其他神经元相互联系。突触约 1/1 000 毫米宽，神经递质的化学物质从一个细胞的轴突末梢释放出来，影响另一个细胞树突的电活动。

在周围神经系统中，**施万细胞**生成髓鞘，使动作电位或神经冲动的传导速度提高 100 倍。

神经系统的功能组织

神经系统的三个基本功能是：感觉（输入）功能，中枢处理（整合）功能和运动（输出）功能。感觉和运动功能横跨周围神经系统和中枢神经系统，因此这两个神经系统中都有感觉和运动神经元。

感觉功能

感受器检测外部或内部环境，并把信息编码后传递到中枢神经系统。传递感觉信息的神经元被称为**感觉神经元**，也叫传入神经元（来自拉丁语ad fero，意为"向前传递"）。感觉神经元存在于脑神经和脊神经中。

整合功能

整合包括存储、分析感觉信息，以及根据这些信息做出行为决策。

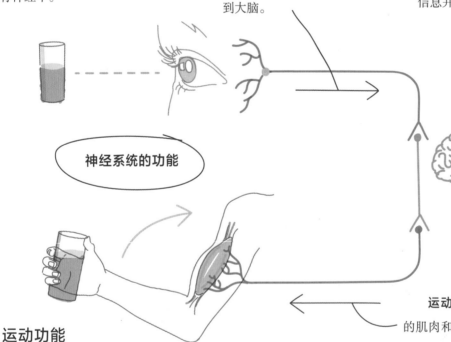

视网膜神经节细胞：位于眼睛视网膜的感觉神经元，通过视神经被传递到大脑。

多感觉整合神经元：位于脑内，负责处理感觉信息并做出行动决策。

神经系统的功能

运动神经元：向人体的肌肉和腺体传导命令脉冲，从而移动四肢或改变体内状态。

运动功能

神经系统通过运动功能对外界做出反应。**运动神经元**把信息从中枢神经系统发送出去，也被称为传出神经元（来自拉丁语e fero，意为"带走"）。

运动神经元可作用于平滑肌、心肌或骨骼肌，以及内脏或皮肤的腺体。

躯体神经系统

躯体神经系统是周围神经系统的一部分，与体表、骨骼、关节和骨骼肌有关。**躯体感觉神经元**传输来自皮肤、肌梭、关节牵伸感受器和特殊感官（比如眼睛和耳朵）的信息。

躯体运动神经元只把信息从中枢神经系统传递到骨骼肌。

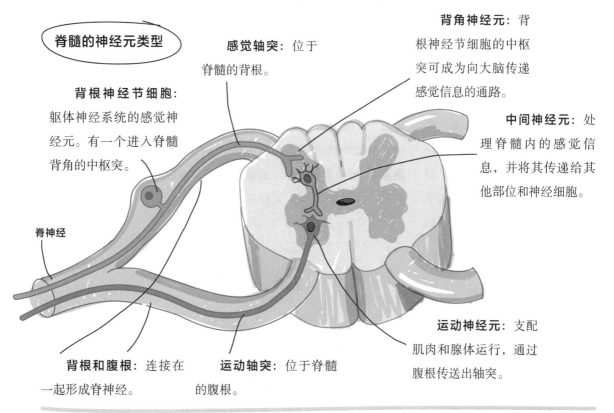

脊髓的神经元类型

感觉轴突：位于脊髓的背根。

背角神经元：背根神经节细胞的中枢突可成为向大脑传递感觉信息的通路。

背根神经节细胞：躯体神经系统的感觉神经元。有一个进入脊髓背角的中枢突。

中间神经元：处理脊髓内的感觉信息，并将其传递给其他部位和神经细胞。

脊神经

背根和腹根：连接在一起形成脊神经。

运动轴突：位于脊髓的腹根。

运动神经元：支配肌肉和腺体运行，通过腹根传送出轴突。

自主神经系统

自主神经系统参与内脏的半自动控制。自主神经系统包含**内脏感觉神经元**，负责把内脏的信息传递给中枢神经系统；也包含**内脏运动（自主）神经元**，负责控制内脏的平滑肌和腺体。

内脏感觉神经元还会传递来自消化管（肠）壁的痛觉，这种痛觉可能是由肠道过度牵引或膨胀（肠梗阻），或者是由肠道上皮受腐蚀引起的。

自主神经系统通常分为交感神经系统和副交感神经系统。**交感神经系统**负责紧急消耗能量，从脊髓的胸椎和上腰椎段（T_1 至 L_1）输出。

副交感神经系统负责"休息和消化"及补充能量储备，从动眼神经（CN_3）、面神经（CN_7）、舌咽神经（CN_9）和迷走神经（CN_{10}）及骶髓 S_2 至 S_4 节段输出。

肠神经系统

肠神经系统包含感觉神经元、运动神经元和整合神经元。和自主神经系统一样，肠神经系统完全是无意识的。

肠感觉神经元监测消化管内的化学反应和肠壁的牵伸。

肠运动神经元控制着肠平滑肌的蠕动（有节奏地收缩，使食物沿消化管缓慢移动），还控制着胃酸和肠腺的分泌。

脑的结构和功能

脑分为前脑和脑干，小脑附着于脑干。人的前脑作为大脑皮质得到了极大的发展，但更深层的前脑结构（间脑和纹状体）也很重要。

脑发育

脑由胚胎管发育而来，因为神经组织与皮肤同源，神经组织衍生自胚胎背部的扁平蝌蚪状表面（**神经板**）。这一扁平表面卷成一根管子，形成了原始脑（**神经管**）。吻端发育出前脑、中脑和后脑三个凸起（**原脑泡**）。尾端形成脊髓。前脑泡扩张形成**端脑**（成人大脑皮质和基底神经节）和**间脑**（成人丘脑）。中脑泡形成**中脑**。后脑泡发育成**后脑**（脑桥）和**末脑**（延髓）。

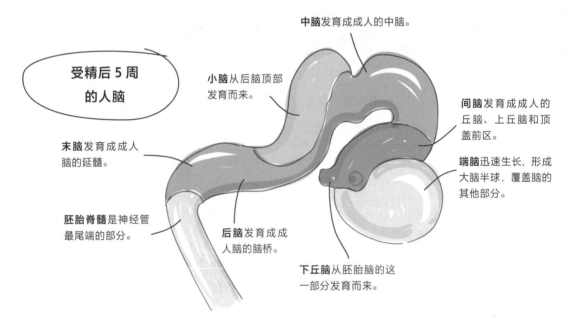

中脑发育成成人的中脑。

受精后 5 周的人脑

小脑从后脑顶部发育而来。

间脑发育成成人的丘脑、上丘脑和顶盖前区。

末脑发育成成人脑的延髓。

端脑迅速生长，形成大脑半球，覆盖脑的其他部分。

胚胎脊髓是神经管最尾端的部分。

后脑发育成成人脑的脑桥。

下丘脑从胚胎脑的这一部分发育而来。

脑干

所有脊椎动物的脑干都具有相似的结构，因为它们的功能在 5 亿年前就已经是一样的了。因此，脑干是脑最古老的组成部分之一。

脑干的主要组成部分包括：脑神经核（负责头、颈、内脏的感觉和运动功能），连接脑和脊髓的上升和下降通路，以及负责许多自主功能的网状结构。

脑干由中脑、脑桥和延髓组成。在上丘嘴侧，中脑与顶盖前区相连，延髓在神经管尾端通过颅底枕骨大孔与脊髓连接。

小脑是脑干的一个分支，从后脑的分支之一——菱唇发育而来。在妊娠中期，这些成对的唇状结构在中线相交，形成小脑的主体。小脑接受来自内耳、脊髓和脑桥的信息输入，协调全身的自主活动。

前脑的深层部分

前脑的深层部分由胚胎期的间脑和端脑发育而来。**间脑**形成顶盖前区、丘脑和丘脑前核。端脑包括纹状体、苍白球和隔等。现代解剖学把下丘脑与端脑区分开来。

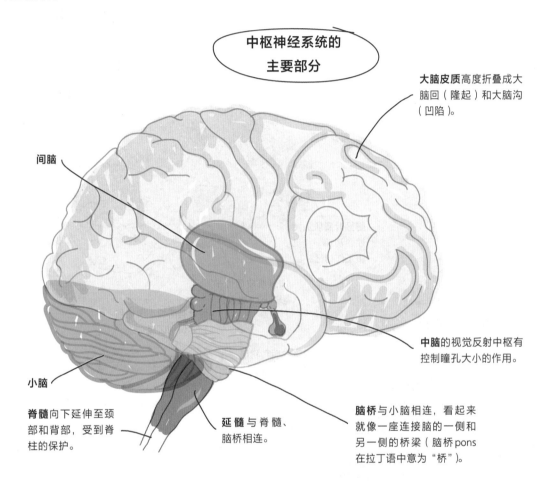

中枢神经系统的主要部分

大脑皮质高度折叠成大脑回（隆起）和大脑沟（凹陷）。

间脑

中脑的视觉反射中枢有控制瞳孔大小的作用。

小脑

脊髓向下延伸至颈部和背部，受到脊柱的保护。

延髓与脊髓、脑桥相连。

脑桥与小脑相连，看起来就像一座连接脑的一侧和另一侧的桥梁（脑桥pons在拉丁语中意为"桥"）。

折叠的皮质表面

前脑的**大脑**外表面高度折叠，形成大脑皮质，由胼胝体连接两个大脑半球。大脑的表面积为 0.12 平方米。隆起的部分叫作**大脑回**，中间的凹槽叫作**大脑沟**。

大脑皮质由灰质构成，有6层结构，含有约 150 亿个神经元。大脑皮质的一些区域是部分隐藏的，比如海马。**嗅球**也是从前脑下方延伸出来的（见第 104、105 页）。

大脑皮质的功能区

脑的表面叫作大脑皮质，由褶皱（大脑回）和凹槽（大脑沟）组成。大脑皮质的离散区域具有不同的功能：运动、感觉、语言、判断和计划。

脑叶、侧裂和大脑沟

皮质表面分为 4 个叶（额叶、顶叶、颞叶和枕叶），每个叶大致位于同名骨的下方。**侧裂**把额叶和颞叶分隔开。

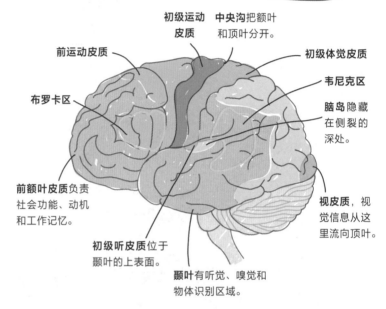

大脑半球外侧

初级运动皮质

中央沟把额叶和顶叶分开。

前运动皮质

初级体觉皮质

韦尼克区

布罗卡区

脑岛隐藏在侧裂的深处。

前额叶皮质负责社会功能、动机和工作记忆。

视皮质，视觉信息从这里流向顶叶。

初级听皮质位于颞叶的上表面。

颞叶有听觉、嗅觉和物体识别区域。

大脑半球内侧

初级运动皮质和初级体觉皮质延伸至大脑半球内侧。

初级视皮质位于脑后部的枕叶处。

嗅球把气味信息传递到颞叶。

胼胝体是连接两个大脑半球的大纤维束。

触觉

触觉、疼痛、温度、关节位置和振动在被称为**初级体觉皮质**的大脑皮质功能区都有代表区，该皮质位于中央后回。

不同的身体部位在大脑皮质有不同的代表区（这种特征被称为**躯体定位组构**），比如，头的代表区位于大脑皮质的最低处与外侧，然后从外侧到内侧依次是上肢、躯干、下肢和生殖器的代表区。面部和双手的代表区很大，因为它们在行为上的作用很重要，需要更多的神经组织来处理信息。

语言

大多数人的语言区都位于大脑左半球，包括两个关键区域：布罗卡区（负责构词），韦尼克区（负责接受语言、选择词汇和造句）。

视觉

视觉空间的代表区在枕叶的**初级视皮质**上。视皮质表面有视觉映射（视觉拓扑组构），皮质的一大片区域专门用于中央视觉（观察细节）。

视觉信息流向顶叶（背侧视觉流），用于分析物体在视觉空间中的位置。视觉信息流向颞叶（腹侧视觉流），用于识别物体。

工作记忆

背外侧前额叶皮质负责工作记忆，能够为即时活动存储动作序列（比如，遵照食谱或输入电话号码）。

听觉

听觉的代表区位于颞叶上表面的**初级听皮质**。这个区域延伸到侧裂的深处。

不同频率的声音（音调）在大脑皮质有不同的代表区（音调拓扑组构）。听皮质将听觉信息传递到语言接受区（韦尼克区）。

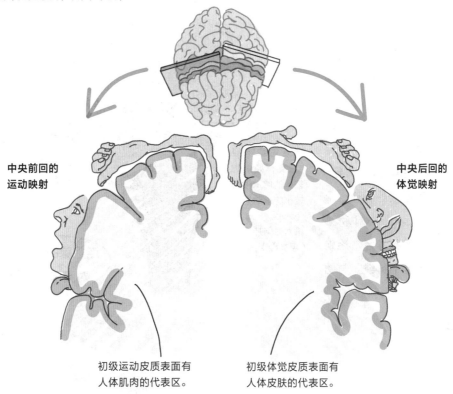

大脑皮质上的**运动映射和体觉映射**

中央前回的运动映射

中央后回的体觉映射

初级运动皮质表面有人体肌肉的代表区。

初级体觉皮质表面有人体皮肤的代表区。

计划和判断

前额叶皮质位于运动皮质之前，负责社会功能、计划和判断。

嗅觉和味觉

与气味有关的信息由颞叶内侧的一个小区域来处理。味觉信息则由侧裂内的额叶皮质和脑岛来处理的。

运动

额叶皮质控制运动。前运动皮质发出指令，这些指令被发送到位于中央前回的初级运动皮质。身体各个部位的肌肉被映射于皮质表面（肌肉定位组构），其中大部分区域都是面部和手部肌肉的代表区。

脑干和小脑

脑干把脊髓同前脑和中脑连接起来。它除了承载脊髓的上升和下降通路，还具有其他重要的自主功能：控制呼吸，调节血压和心率，控制消化。

脑神经

第二对脑神经（**视神经**）与脑干上方相连。第三对至第十二对脑神经与脑干相连。第三对和第四对脑神经（**动眼神经和滑车神经**）与中脑相连；第五对脑神经（三叉神经）与脑桥相连；第六对、第七对、第八对脑神经（**展神经、面神经和前庭蜗神经**）沿脑桥和髓质的连接处相连；第九对、第十对、第十一对和第十二对脑神经（**舌咽神经、迷走神经、副神经和舌下神经**）与髓质相连。

网状结构

网状结构由脑干的一组神经元组成，这些神经元相互连接，以实现呼吸和血液循环等功能。它包括控制以下功能的中枢：呼吸节律，血压，以及心肌收缩的力量、速率和速度。

脑桥和髓质分别包含控制通气的中枢。这些中枢根据血液中氧气和二氧化碳的含量设定呼吸节律（吸气和呼气的周期）。

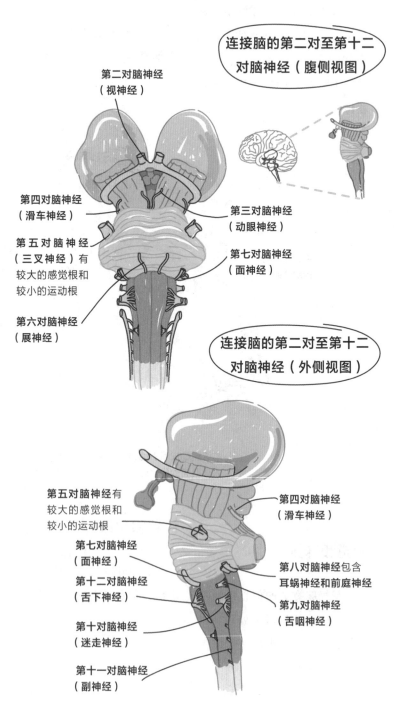

连接脑的第二对至第十二对脑神经（腹侧视图）

第二对脑神经（视神经）

第四对脑神经（滑车神经）

第三对脑神经（动眼神经）

第五对脑神经（三叉神经）有较大的感觉根和较小的运动根

第七对脑神经（面神经）

第六对脑神经（展神经）

连接脑的第二对至第十二对脑神经（外侧视图）

第五对脑神经有较大的感觉根和较小的运动根

第四对脑神经（滑车神经）

第七对脑神经（面神经）

第十二对脑神经（舌下神经）

第八对脑神经包含耳蜗神经和前庭神经

第九对脑神经（舌咽神经）

第十对脑神经（迷走神经）

第十一对脑神经（副神经）

呼吸中枢向颈段脊髓的膈神经核发出指令，驱动膈肌；向胸段脊髓发出指令，驱动肋间肌。

脑桥和髓质的其他中枢控制心率和血压。它们向髓质的迷走神经核的自主神经元和脊髓的交感神经元发送指令。

使用血清素、去甲肾上腺素和多巴胺作为神经递质的神经元群也位于网状结构中。它们映射于不同的脑区，控制注意力、睡眠、心境和情绪反应。

脑干和小脑

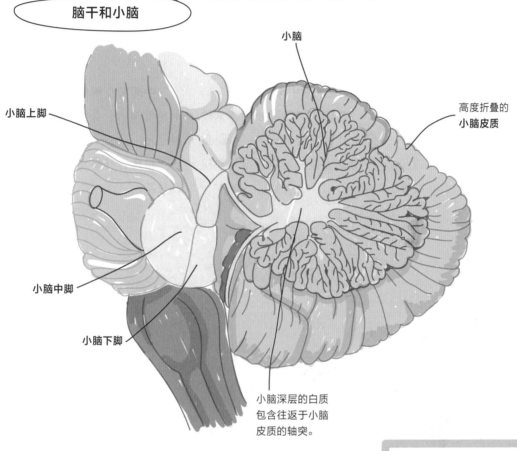

小脑

高度折叠的**小脑皮质**

小脑上脚

小脑中脚

小脑下脚

小脑深层的白质包含往返于小脑皮质的轴突。

小脑

小脑因与大脑相似而得名。小脑在运动协调方面发挥着关键作用，确保我们运动时能顺畅有序地激活肌肉。运动程序存储于表层（**小脑皮质**），可以根据大脑运动皮质发出的指令被激活（见上文）。

小脑通过三个**小脑脚**（上脚、中脚、下脚）与脑干相连。高度折叠的小脑皮质，包绕着一个大的神经纤维核心（小脑深层的白质），两者共同组成小脑。小脑核（神经元群）嵌入小脑内部，这些神经细胞从小脑发送信息。

小脑的功能

小脑有多种功能，包括：

* 利用头部平衡和旋转的信息，协调眼睛和头部的运动

* 通过脊髓通路调节肌张力

* 在预编程的运动任务中依次激活适用的肌肉

脊髓的结构和功能

脊髓长约 45 厘米，从颅底一直延伸到胸廓下方的背部中央。它包含处理感觉和运动功能的上行通路、下行通路以及神经元。

脊髓的基本结构

脊髓的核心是**灰质**（神经元及其树突），灰质周围包裹着**白质**（上行和下行神经通路）。灰质分为背角、中间带和腹角。神经管的余下部分（**中央管**）位于脊髓灰质中央。

背角浅层负责处理感觉输入，比如温度和疼痛；深层负责处理复杂的触觉、振动和肌牵张。

中间带负责处理来自内脏的感觉输入，含有控制内脏的神经元。

腹角含有驱动骨骼肌的运动神经元。

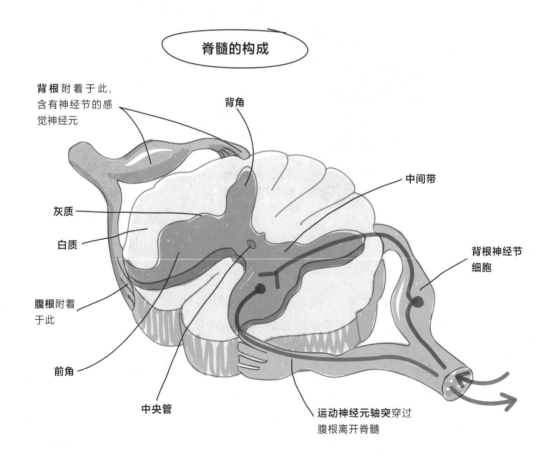

脊髓的构成

背根附着于此，含有神经节的感觉神经元

背角

灰质

白质

腹根附着于此

前角

中央管

中间带

背根神经节细胞

运动神经元轴突穿过腹根离开脊髓

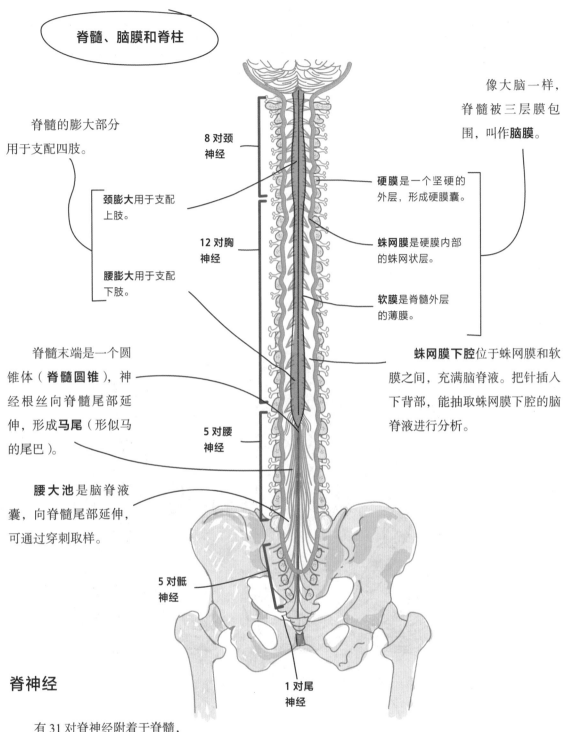

脊髓、脑膜和脊柱

脊髓的膨大部分用于支配四肢。

颈膨大用于支配上肢。

腰膨大用于支配下肢。

脊髓末端是一个圆锥体（**脊髓圆锥**），神经根丝向脊髓尾部延伸，形成**马尾**（形似马的尾巴）。

腰大池是脑脊液囊，向脊髓尾部延伸，可通过穿刺取样。

像大脑一样，脊髓被三层膜包围，叫作**脑膜**。

硬膜是一个坚硬的外层，形成硬膜囊。

蛛网膜是硬膜内部的蛛网状层。

软膜是脊髓外层的薄膜。

蛛网膜下腔位于蛛网膜和软膜之间，充满脑脊液。把针插入下背部，能抽取蛛网膜下腔的脑脊液进行分析。

8 对颈神经

12 对胸神经

5 对腰神经

5 对骶神经

1 对尾神经

脊神经

有 31 对脊神经附着于脊髓，可按区域编号。它们是由背根和腹根连接而成的。

颈神经：C_1 至 C_8
胸神经：T_1 至 T_{12}
腰神经：L_1 至 L_5

骶神经：S_1 至 S_5
尾神经：Co_1

特殊的脊神经群形成四肢神经丛：C_5 至 T_1 形成臂丛神经，L_2 至 S_3 形成腰骶丛神经。

每条脊神经都携带躯体感觉神经纤维和躯体运动神经纤维。胸腰脊输出神经（T_1 至 L_1）和骶脊输出神经（S_2 至 S_4）也携带自主神经纤维（内脏感觉神经纤维和内脏运动神经纤维）。

上行神经通路向吻部（向上）传递信息，它是一种感觉通路。

背柱：向脑干传递复杂的两点分辨觉或精细触觉、振动和本体感觉信息。背柱包括楔束和股薄肌。

薄束：传导来自下半身的精细触觉、振动和本体感觉意识（关节位置觉）。

脊髓小脑束：把有关肌张力和关节位置的信息传导给小脑，从而控制运动。

楔束：传递来自上半身的精细触觉、振动和本体感觉意识（关节位置觉）。

脊髓小脑背侧束

脊髓小脑腹侧束

脊髓的中央灰质

脊髓丘脑束：把疼痛、温度和简单的触觉信息传递到丘脑。脊髓丘脑束包括腹侧部分和外侧部分。

下行神经通路

下行神经通路向尾部（向下）传递信息，主要是运动信息，不过有些通路可以修改感觉输入。

皮质脊髓束：从大脑皮质到脊髓的通路。驱动小肌肉群进行相对精细的独立运动。皮质脊髓束分为腹侧皮质脊髓束和外侧皮质脊髓束两部分。

网状脊髓束：脑干网状结构的通路，控制呼吸、循环和重复性程序运动（走路、跑步和游泳）。

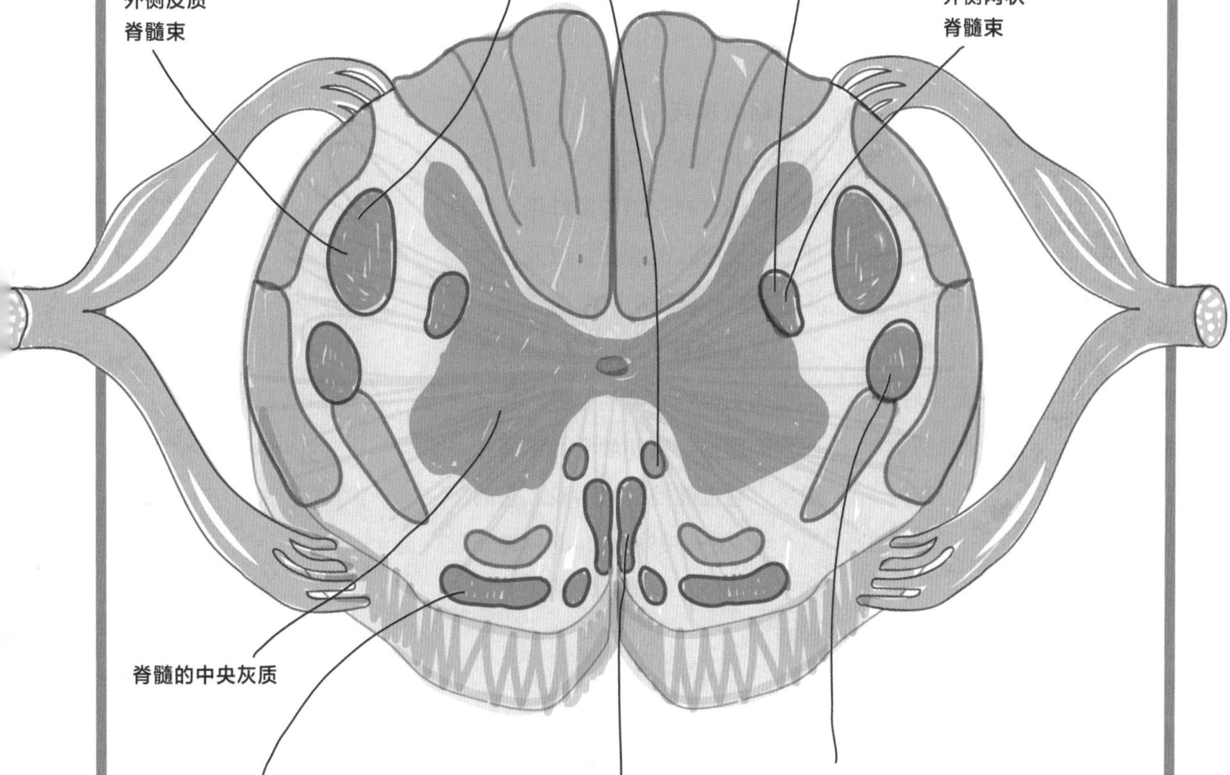

内侧网状脊髓束

外侧皮质脊髓束

外侧网状脊髓束

脊髓的中央灰质

前庭脊髓束：源自脑干前庭核的通路。它控制中轴肌，以保持平衡和身体姿势。

腹侧皮质脊髓束

中缝脊髓束：源自脑干中缝核的通路。通过抑制疼痛的强度来调节痛觉。该通路使用神经递质血清素。

头部和颈部神经

头部和颈部神经包括与大脑相连的 12 对脑神经和颈髓上部的分支。两对脑神经（嗅神经和视神经）与前脑相连，其余脑神经与脑干相连。

人一共有多少脑神经？

人有 12 对脑神经，但处于胚胎阶段的人会多出 1 对（CN_0，这种从鼻子到前脑的终神经，随着人体的发育会消失）。

嗅神经（CN_1）是由多条细神经纤维组成的纯粹感觉神经，从嗅上皮一直延伸到嗅球。嗅球和前脑的嗅觉皮质负责处理嗅觉信息。

视神经（CN_2）也是纯粹感觉神经，含有约 100 万~150 万条神经纤维，起点在眼球后部。每条神经纤维都是一个视网膜神经节细胞的轴突（见第 99 页）。来自视网膜鼻侧半的神经纤维在下丘脑下方的视交叉处相互交叉。视网膜颞侧半的神经纤维也在同一侧，但只有视网膜鼻侧半神经纤维是相互交叉的。携带左侧视野信息的神经纤维穿到大脑右侧，另一侧同理。

支配眼外肌（可使眼球运动）的神经包括**动眼神经（CN_3）**、**滑车神经（CN_4）**和**展神经（CN_6）**，它们是专门的运动神经。

动眼神经（CN_3）可支配上直肌、内直肌、下直肌和下斜肌。它还有副交感神经纤维，能驱动平滑肌收缩瞳孔，以及通过控制晶状体形状来聚焦。

三叉神经（CN_5）是一种混合型感觉神经和运动神经。它支配面部感觉，比如触觉、疼痛和温度。它也能控制咀嚼肌。它的三个分支——眼神经、上颌神经和下颌神经，分别支配前额、颊和颌。

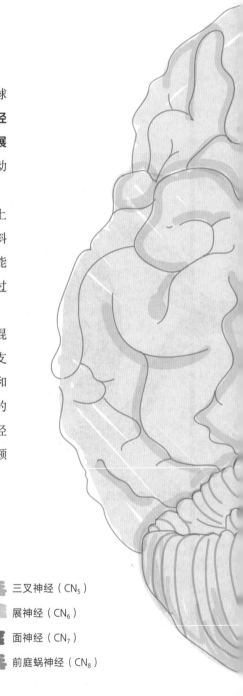

嗅神经（CN_1）　　　　　三叉神经（CN_5）

视神经（CN_2）　　　　　展神经（CN_6）

动眼神经（CN_3）　　　　面神经（CN_7）

滑车神经（CN_4）　　　　前庭蜗神经（CN_8）

面神经（CN₇）也是一种混合型感觉神经和运动神经。它支配表情肌、泪腺、下颌下腺和舌下腺，以及来自舌头前 2/3 部分的味觉。

前庭蜗神经（CN₈）支配来自内耳处的听觉（蜗神经），具有前庭功能（头部、平衡和加速的感觉，前庭蜗神经的分支之一——前庭神经）。

舌咽神经（CN₉）是混合型感觉神经和运动神经。它支配咽和腮腺的肌肉，以及来自腭和咽的感觉。

迷走神经（CN₁₀）也是混合型感觉神经和运动神经。它之所以被称为迷走神经，是因为它游走于颈、胸和上腹部。它支配咽和喉的肌肉、软腭的大部分肌肉、食管、胃腺、胃平滑肌、小肠、大肠上部，以及来自喉、呼吸道、肺和消化管的感觉。

副神经（CN₁₁）是纯粹运动神经。它支配胸锁乳突肌和上斜方肌。

舌下神经（CN₁₂）也是纯粹运动神经。它支配舌内肌和舌外肌。

脑干和脑神经

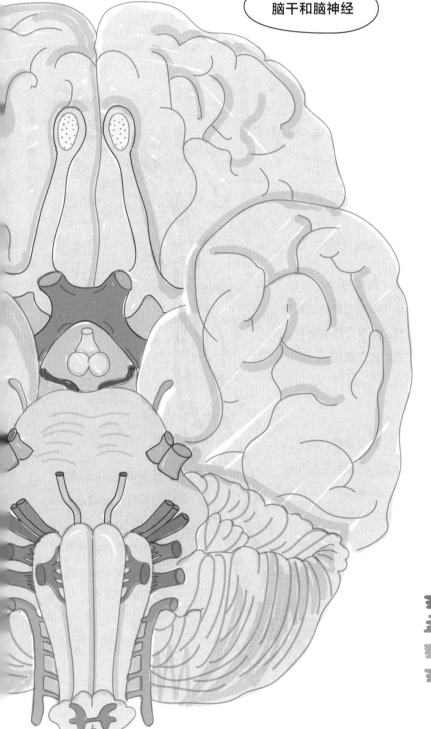

- 舌咽神经（CN₉）
- 迷走神经（CN₁₀）
- 副神经（CN₁₁）
- 舌下神经（CN₁₂）

肩和上肢神经

上肢的皮肤和肌肉是由臂丛（附着于颈椎 C_5 到胸椎 T_1 ）支配的。臂丛有 5 条主要神经：桡神经、腋神经、肌皮神经、正中神经和尺神经。

臂丛

臂丛由脊神经 C_5 至 T_1 组成。C_5 和 C_6 的神经根连接成臂丛上干，C_7 的神经根形成中干，C_8 和 T_1 的神经根连接成下干。每个干的后股形成后束，上干和中干的前股合成外侧束，下干的前股形成内侧束。

桡神经是后束的分支，支配肘关节的伸肌（肱三头肌）、肱桡肌、手腕和手指的伸肌，以及手背桡侧的皮肤感觉。

尺神经是内侧束的分支，支配尺侧腕屈肌、指深屈肌尺侧半、小鱼际肌，以及尺侧一指半的皮肤感觉。

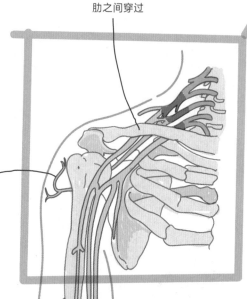

臂丛从锁骨和第一肋之间穿过

上肢的神经

腋神经：后干的分支，支配三角肌和小圆肌，以及肩外侧上部的皮肤感觉。

桡神经：在这里，桡神经沿肱骨后表面盘绕，肱骨中段骨折可能对其造成损伤。

肌皮神经：侧束的分支，支配肘屈肌（肱二头肌和肱肌）及前臂的皮肤感觉。

尺神经：从肘的肱骨内侧髁后方穿过。这一处被称为"麻筋儿"，因为神经可能在此处受到撞击，引起从前臂到小指的令人不快的刺痛感。

正中神经：通过腕骨形成的管道（腕管）到达此处，腕管内压力增加时正中神经会因此受到压迫。

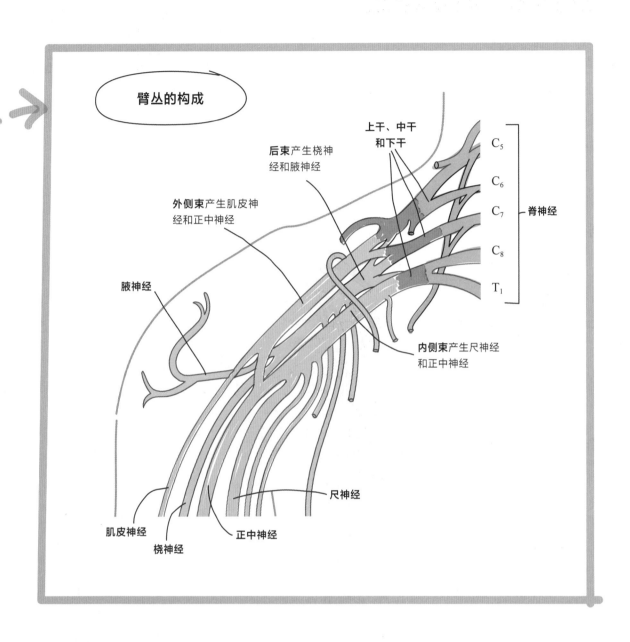

臂丛的构成

后束产生桡神
经和腋神经

外侧束产生肌皮神
经和正中神经

上干、中干
和下干

C_5

C_6

C_7 脊神经

C_8

T_1

腋神经

内侧束产生尺神经
和正中神经

尺神经

肌皮神经

桡神经

正中神经

神经和创伤

正中神经（见第 94 页图及上图）由外侧束和内侧束的分支交汇而成。它支配手指和手腕的大部分屈肌（尺侧腕屈肌和指深屈肌尺侧半除外）、前臂的旋前肌、拇指根部的鱼际肌，以及掌侧和桡侧三指半的皮肤感觉。

这两页展示的许多神经都十分脆弱，容易断裂、被割断和受到压迫。

桡神经常因肱骨中段骨折而受损。

腋神经可能因肱骨近端骨折而受损。

正中神经可能因肱骨远端骨折而受损，也可能受到腕管内压力的压迫。

尺神经穿过肱骨内侧髁后方。摔在玻璃上或被玻璃割穿都有可能损伤尺神经。

臀部和下肢神经

来自周围神经系统的腰丛神经和骶丛神经支配着下肢的皮肤和肌肉。其中，重要的神经包括股神经、坐骨神经和闭孔神经。坐骨神经又分为胫神经和腓总神经。

腰丛和骶丛

腰丛源自脊神经L_1到L_4。它的小分支支配腹壁和腰大肌。它最大的分支是**股神经**和**闭孔神经**。

髂腹下神经和**髂腹股沟神经**：支配下腹部和腹股沟。

股神经：腰丛（L_2至L_4）的分支。它支配屈曲大腿的肌肉（耻骨肌、髂肌、缝匠肌）和伸展膝盖的肌肉（股四头肌）。它也支配大腿的前侧和内侧下部及小腿和足内侧面的皮肤感觉（隐神经）。

股外侧皮神经：支配大腿外侧上部的皮肤感觉。

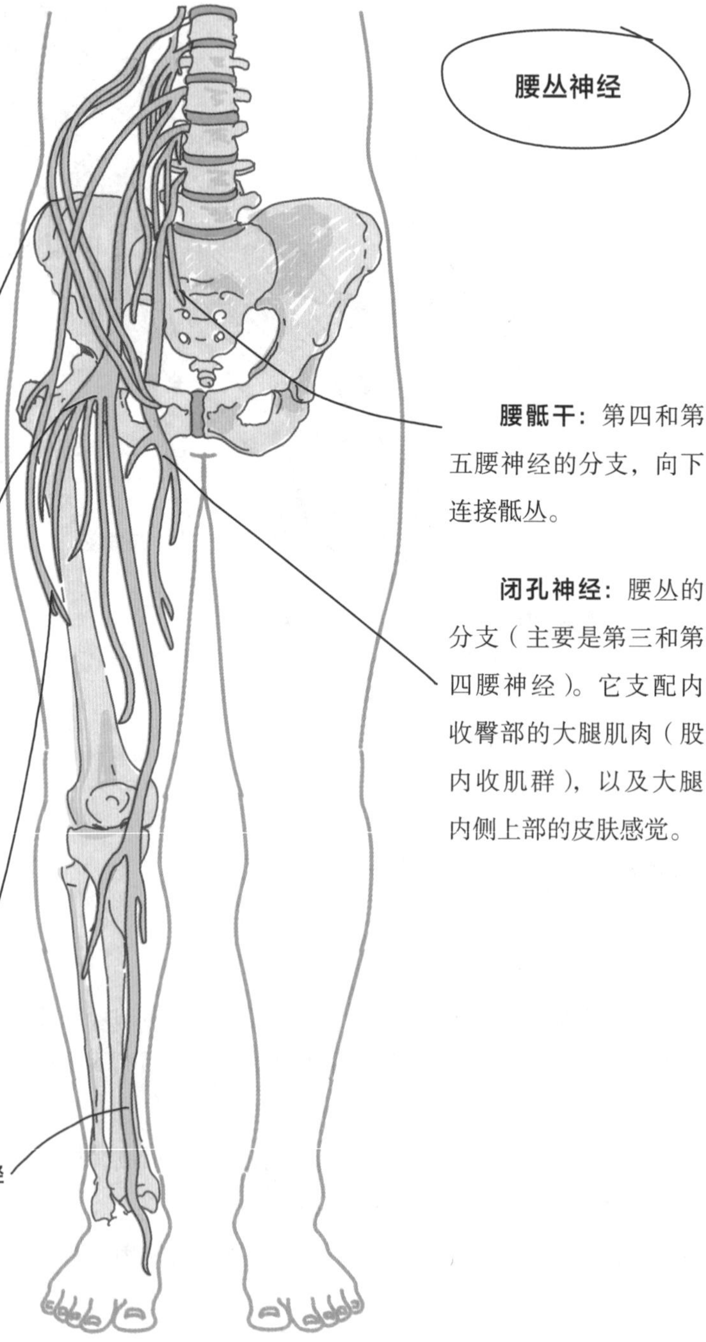

腰丛神经

腰骶干：第四和第五腰神经的分支，向下连接骶丛。

闭孔神经：腰丛的分支（主要是第三和第四腰神经）。它支配内收臀部的大腿肌肉（股内收肌群），以及大腿内侧上部的皮肤感觉。

隐神经

骶丛是由从L_4到S_3的脊神经组成的神经网络。它的分支包括**坐骨神经**、**臀上神经**、**臀下神经**和**阴部神经**。

臀神经：支配臀区的肌肉。

阴部神经：支配会阴（大腿根部之间的空间）的肌肉和皮肤，控制排便和排尿。

腓总神经：绕腓骨近端盘绕，分为**腓浅神经**和**腓深神经**。

腓深神经：支配小腿前群肌肉（趾伸肌和足背屈肌）。

腓浅神经：支配小腿外侧群肌肉（腓骨肌）。

坐骨神经：腰丛和骶丛（L_4到S_3）的分支。它实际上包含由结缔组织松散地结合在一起的两个分支：胫神经和腓总神经。它支配腘绳肌和大收肌。腓总神经和胫神经通常位于膝盖处，但有时也能到达大腿上部。

股后皮神经：支配大腿后侧和小腿上部的皮肤。

胫神经：穿过膝关节后侧的腘窝。它支配小腿后群肌肉和足底肌。

眼和视觉

视觉的产生需要在神经视网膜上成像，通过视神经把视觉信息传递到大脑，大脑皮质对视觉数据进行中央处理，并提取重要的行为信息。

眼的结构

眼球分为两个基本区域：眼前段和眼后段。**眼前段**充满液态的房水，**眼后段**充满胶状的玻璃体。

眼有三层。外面的纤维层由后段的**巩膜**（眼白）和前段的**角膜**构成。

中间的血管层由后段的**脉络膜**和前段的**睫状体**构成。

里面的感觉层由视网膜构成，它覆盖了眼球后部的3/4。

角膜和**晶状体**构成了眼的光学表面。角膜的屈光力最强，但晶状体的焦点可以根据视距的远近来调整。晶状体的形状可以通过收缩睫状体的睫状肌来改变，从而舒张用于固定晶状体的悬韧带的张力，使晶状体恢复到自然的球形。

视神经把感觉信息从视网膜传递到大脑。视神经由视网膜神经节细胞的轴突构成。

人的视网膜由视网膜中央动脉来提供营养。中央动脉从视盘处进入眼球，它的阻塞会导致视网膜坏死和失明。

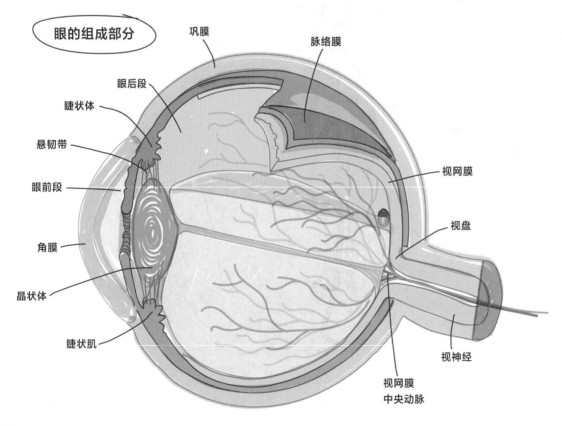

眼的组成部分

巩膜
脉络膜
眼后段
睫状体
悬韧带
眼前段
视网膜
角膜
视盘
晶状体
睫状肌
视神经
视网膜中央动脉

视网膜和视神经

视网膜包含色素层和神经层。色素层是神经视网膜和脉络膜之间一层含有黑色素的上皮细胞，可减少光散射。

神经视网膜有三层视网膜神经元（光感受器、双极细胞、神经节细胞），层与层之间由突触分隔开。

光穿过神经节细胞层和双极细胞层后到达光感受器。

光感受器有两种类型：视杆细胞用于弱光下的黑白视觉，视锥细胞用于亮光下的彩色视觉。

在离开眼球之前，神经节细胞的轴突汇聚在视盘（相当于盲点）处。

在视交叉处，鼻侧视网膜神经节细胞的轴突相互交叉后形成视束（见下文）。

视束内的神经纤维主要止于丘脑的外侧膝状体核。部分神经纤维继续延伸至中脑的顶盖前区和上丘，进而产生视觉反射。

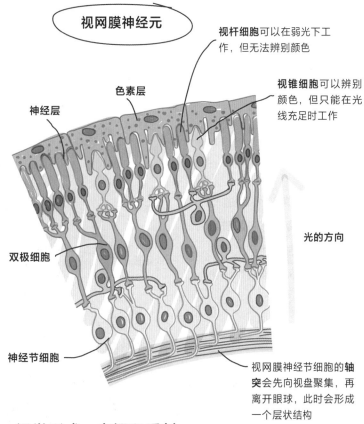

视网膜神经元

色素层

神经层

视杆细胞可以在弱光下工作，但无法辨别颜色

视锥细胞可以辨别颜色，但只能在光线充足时工作

双极细胞

神经节细胞

光的方向

视网膜神经节细胞的**轴突**会先向视盘聚集，再离开眼球，此时会形成一个层状结构

视觉形式、空间和反射

视觉形式的分析发生在颞叶（来自腹侧视觉流），颞叶可识别我们熟悉的日常事物（比如人脸和动物）的形状、颜色和视觉纹理。

外侧膝状体核把轴突发送到枕叶的初级视皮质，在那里映射出视觉空间。然后，信息被传递到与事物位置和形状相关的次级视皮质区。

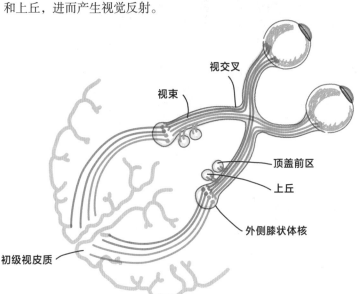

视交叉

视束

顶盖前区

上丘

外侧膝状体核

初级视皮质

视觉通路

耳和听觉

耳分为外耳、中耳、内耳三部分。听觉、平衡和加速的感受器官均位于内耳。

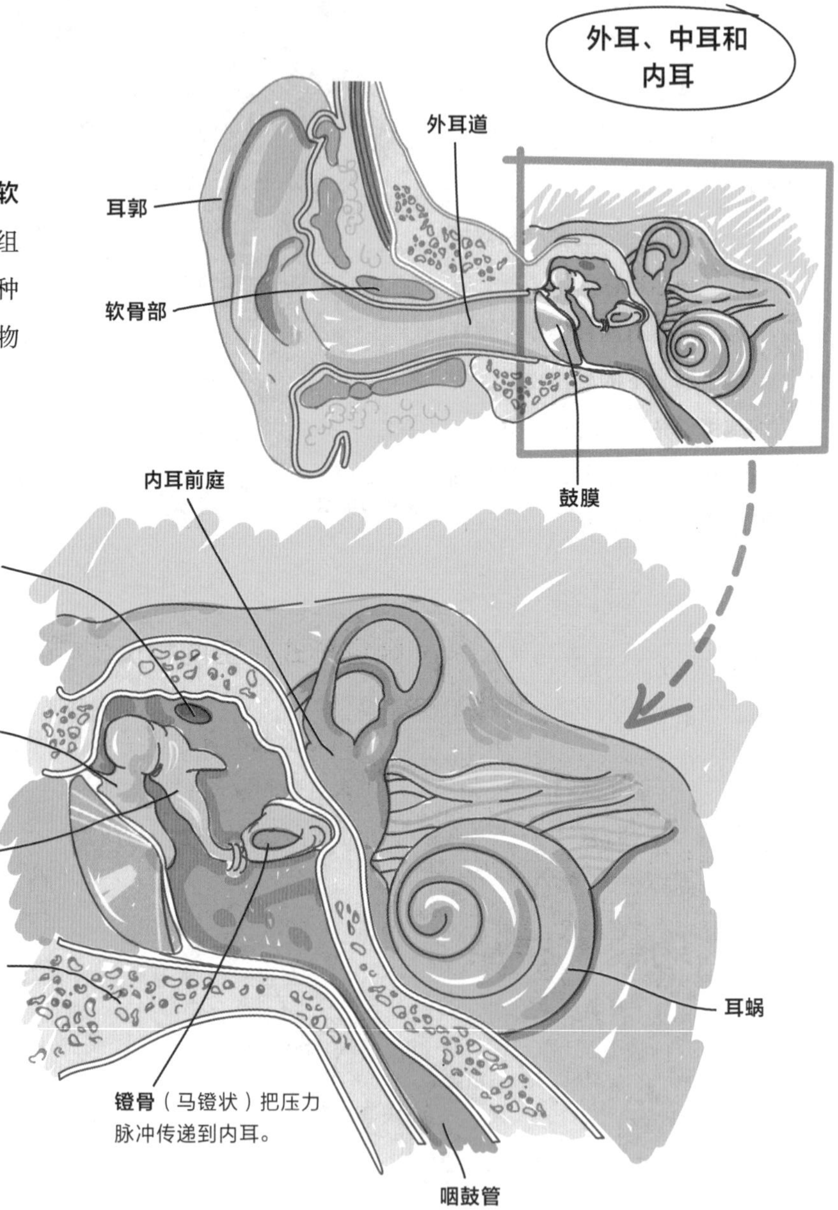

外耳

外耳由**耳郭**、**外耳道软骨部**、**外耳道骨性部**和**鼓膜**组成。外耳道的腺体能产生一种抑制细菌和真菌生长的蜡状物质——耵聍。

外耳、中耳和内耳

外耳道

耳郭

软骨部

鼓膜

内耳前庭

中耳腔

锤骨（锤状）与鼓膜相连。

砧骨（铁砧状）

中耳周围的骨内有**乳突气房**。

耳蜗

镫骨（马镫状）把压力脉冲传递到内耳。

咽鼓管

中耳

中耳是一个充满空气的腔，通过**咽鼓管**与鼻咽相连。这条通路可保证在海拔高度变化时鼓膜两侧的压力保持平衡。

鼓膜和前庭窗之间有三块小骨（听小骨），分别是**锤骨**、**砧骨**和**镫骨**。它们把鼓膜的振动放大 20 倍，并把振动信息传递到内耳。

中耳与颞骨内的乳突气房相通。

内耳

内耳（迷路）是指嵌于颞骨岩部的一系列充满液体的管道。**外层骨迷路**包裹着**内层膜迷路**。

内耳有两个功能：听觉功能和平衡功能。

耳蜗由蜗管、鼓室阶和前庭阶组成，辅助听觉功能。

前庭器由椭圆囊、球囊和膜半规管组成，用于感受平衡、线加速度和角加速度。

椭圆囊和**球囊**有感受器（斑），用于探测重力和线加速度。

膜半规管分布在三个平面上，互相成直角，用于探测头部的旋转（角加速度）。

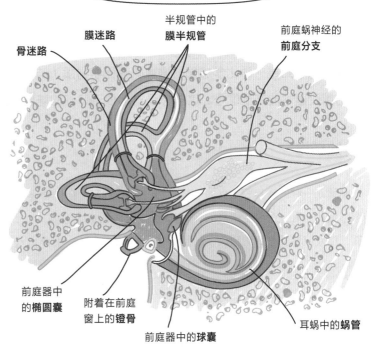

膜迷路和骨迷路

骨迷路 膜迷路 半规管中的膜半规管 前庭蜗神经的前庭分支

前庭器中的椭圆囊 附着在前庭窗上的镫骨 前庭器中的球囊 耳蜗中的蜗管

耳蜗与听觉

听骨链的振动能移动前庭窗，把压力波传导到**前庭阶**。**耳蜗基底膜**的位移使毛细胞的静纤毛（一种微绒毛）弯曲，并引起耳蜗神经纤维的冲动。

耳蜗底部的基底膜较硬，所以用高频声刺激那里的毛细胞是最有效的。

听觉信息沿**前庭蜗神经**（CN_8）的耳蜗分支传递到脑干，最后到达位于大脑皮质颞叶的听皮质。

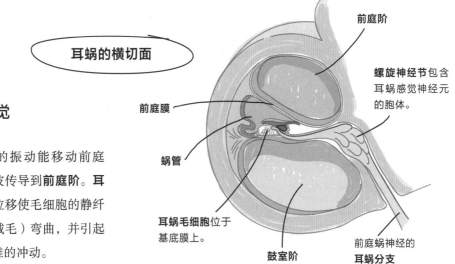

耳蜗的横切面

前庭阶 **螺旋神经节**包含耳蜗感觉神经元的胞体。

前庭膜 蜗管 耳蜗毛细胞位于基底膜上。 鼓室阶 前庭蜗神经的耳蜗分支

平衡与加速

前庭信息传递到脑干的前庭神经元群。这些神经元与小脑交流，协调眼球运动，还与脊髓交流，控制姿势肌。顶叶能有意识地感知平衡。

味觉

味道的感知是一种化学感觉，这意味着化学物质（味觉物质）必须锁定特定的感受器才能产生信号。这些感受器就位于口腔的味蕾上。

味蕾的结构

味蕾是一种嵌入口腔上皮的椭圆形结构，有一个位于中央的味孔，以及三种类型的细胞。

支持细胞环绕着味觉感受器，并发育成味觉感受器。

基底细胞是位于味蕾边缘的干细胞，可产生支持细胞。

味觉感受器细胞上有纤细的微绒毛，通过味孔投射到外表面。微绒毛中有味觉分子受体。味觉感受器细胞只能存活10天，然后被支持细胞取代。

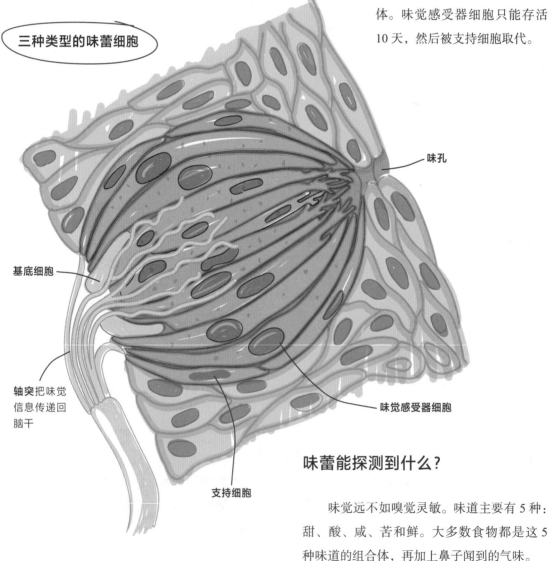

三种类型的味蕾细胞

味孔

基底细胞

轴突把味觉信息传递回脑干

支持细胞

味觉感受器细胞

味蕾能探测到什么？

味觉远不如嗅觉灵敏。味道主要有5种：甜、酸、咸、苦和鲜。大多数食物都是这5种味道的组合体，再加上鼻子闻到的气味。

味蕾在哪里？

青少年有近 1 万个味蕾，但随着年龄的增长味蕾会减少，它们主要分布在舌、软腭、咽和会厌上。

舌上味蕾所在的凸起部分叫作**舌乳头**。它们可能长在舌侧（**叶状乳头**），可能长在舌面（**菌状乳头**），也可能长在舌后部（**轮廓乳头**）。

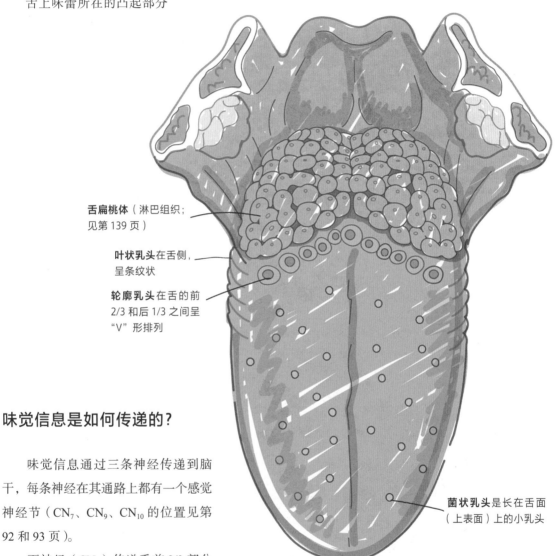

舌乳头

舌扁桃体（淋巴组织；见第 139 页）

叶状乳头在舌侧，呈条纹状

轮廓乳头在舌的前 2/3 和后 1/3 之间呈 "V" 形排列

菌状乳头是长在舌面（上表面）上的小乳头

味觉信息是如何传递的？

味觉信息通过三条神经传递到脑干，每条神经在其通路上都有一个感觉神经节（CN_7、CN_9、CN_{10} 的位置见第 92 和 93 页）。

面神经（CN_7）传递舌前 2/3 部分的味觉信息。

舌咽神经（CN_9）传递舌后 1/3 部分的味觉信息。

迷走神经（CN_{10}）传递咽喉和会厌的味觉信息。

味觉信息被传递到髓质，信号从这里传送到丘脑，再传送到顶叶的初级味觉区，产生有意识的味觉。

无意识的味觉影响下丘脑的功能和情绪。它通过味觉和嗅觉唤起的记忆发挥作用，并由大脑颞叶调节。

嗅觉

嗅觉和味觉一样，也是一种化学感觉，所以化学物质（气味物质）会锁定嗅上皮中特定形状的感受器，并产生气味信号。信号通过构成嗅神经（CN₁）的细神经纤维传递到嗅球。

我们能闻到什么？

人类可以分辨出大约1万种不同的气味。事实上，我们的嗅觉比味觉灵敏得多，因为味觉只能分辨出5种不同的味道。

我们享受美食，很大程度上是因为食物的香味从口腔经鼻咽到达嗅上皮。

嗅上皮的面积约为5平方厘米，它位于**筛板**下表面并延伸到筛骨的上鼻甲。

腭构成口腔的顶部，分为**硬腭**和**软腭**。腭把口腔和鼻腔分隔开，食物在这里变成食团后再被吞咽下去。

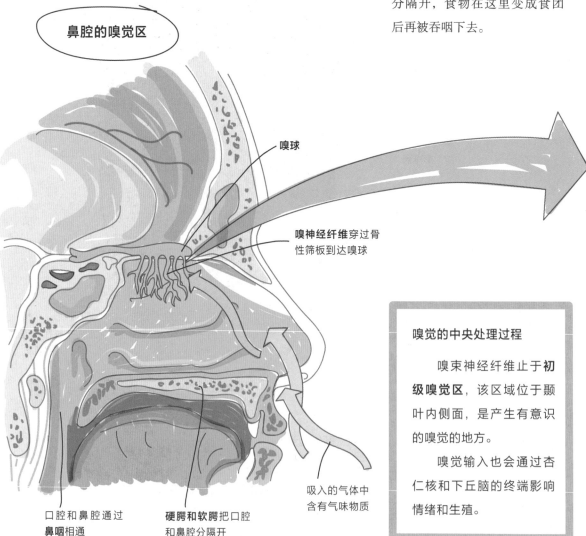

鼻腔的嗅觉区

嗅球

嗅神经纤维穿过骨性筛板到达嗅球

吸入的气体中含有气味物质

口腔和鼻腔通过**鼻咽**相通

硬腭和软腭把口腔和鼻腔分隔开

嗅觉的中央处理过程

嗅束神经纤维止于**初级嗅觉区**，该区域位于颞叶内侧面，是产生有意识的嗅觉的地方。

嗅觉输入也会通过杏仁核和下丘脑的终端影响情绪和生殖。

嗅球的结构和功能

成对的嗅球位于大脑的额叶下方和**筛骨的筛板**正上方。嗅神经纤维到达嗅球，并止于**僧帽细胞的树突**和其他嗅束神经元。这些神经纤维进入**嗅束**后，止于前脑的嗅觉区。

基底细胞是产生嗅觉感受器的干细胞。它们持续进行细胞分裂，以补充因鼻腔有毒环境而只能存活约 30 天的嗅觉感受器。

支持细胞为感受器提供物理支持、营养和绝缘。它们还制造气味结合蛋白，把气味传递给嗅觉感受器。

嗅腺（鲍曼腺）分泌的黏液能溶解气味物质，使其更容易接触到嗅觉感受器，并保护嗅觉感受器。

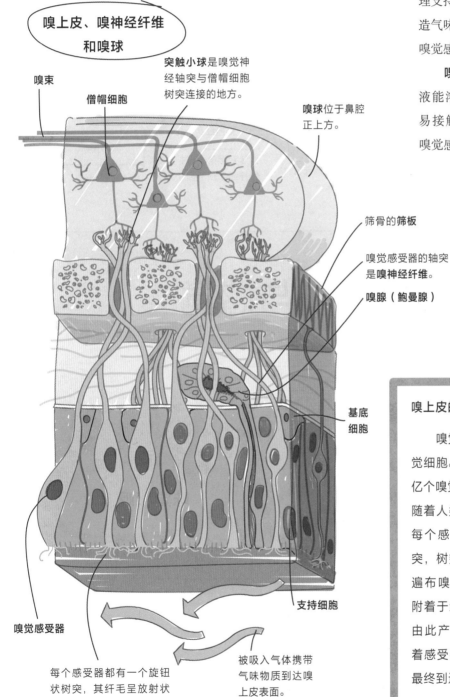

嗅上皮、嗅神经纤维和嗅球

嗅束

僧帽细胞

突触小球是嗅觉神经轴突与僧帽细胞树突连接的地方。

嗅球位于鼻腔正上方。

筛骨的**筛板**

嗅觉感受器的轴突是嗅神经纤维。

嗅腺（鲍曼腺）

基底细胞

支持细胞

嗅觉感受器

每个感受器都有一个旋钮状树突，其纤毛呈放射状遍布嗅上皮表面。

被吸入气体携带气味物质到达嗅上皮表面。

嗅上皮的结构

嗅觉感受器是嗅上皮的感觉细胞。嗅上皮有 1 千万至 1 亿个嗅觉感受器，这些感受器随着人类年龄的增长而减少。每个感受器有一个旋钮状树突，树突上的纤毛呈放射状，遍布嗅上皮表面。气味物质附着于纤毛上的嗅觉感受器，由此产生一个轴突电位，沿着感受器的轴突，穿过筛板，最终到达嗅球。

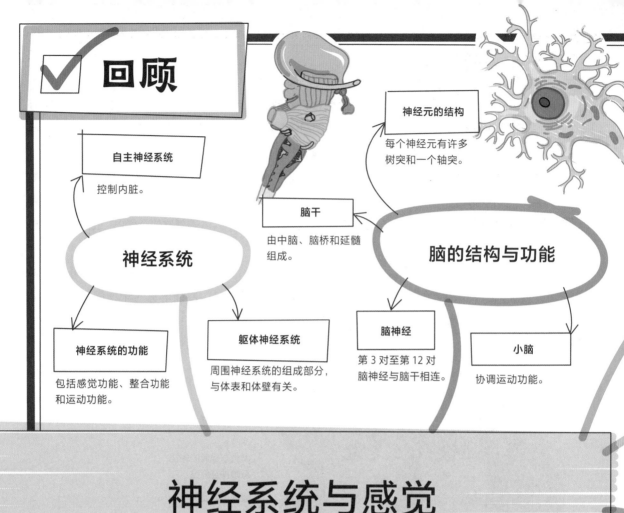

回顾

自主神经系统
控制内脏。

神经元的结构
每个神经元有许多树突和一个轴突。

脑干
由中脑、脑桥和延髓组成。

神经系统

脑的结构与功能

神经系统的功能
包括感觉功能、整合功能和运动功能。

躯体神经系统
周围神经系统的组成部分，与体表和体壁有关。

脑神经
第3对至第12对脑神经与脑干相连。

小脑
协调运动功能。

神经系统与感觉

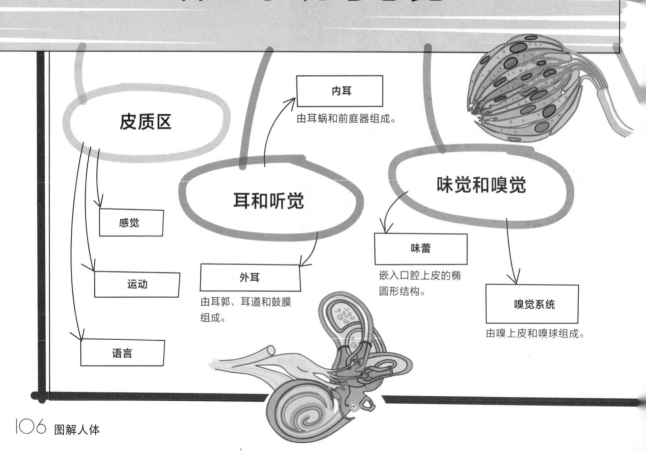

皮质区

内耳
由耳蜗和前庭器组成。

味觉和嗅觉

感觉

耳和听觉

运动

味蕾
嵌入口腔上皮的椭圆形结构。

外耳
由耳郭、耳道和鼓膜组成。

语言

嗅觉系统
由嗅上皮和嗅球组成。

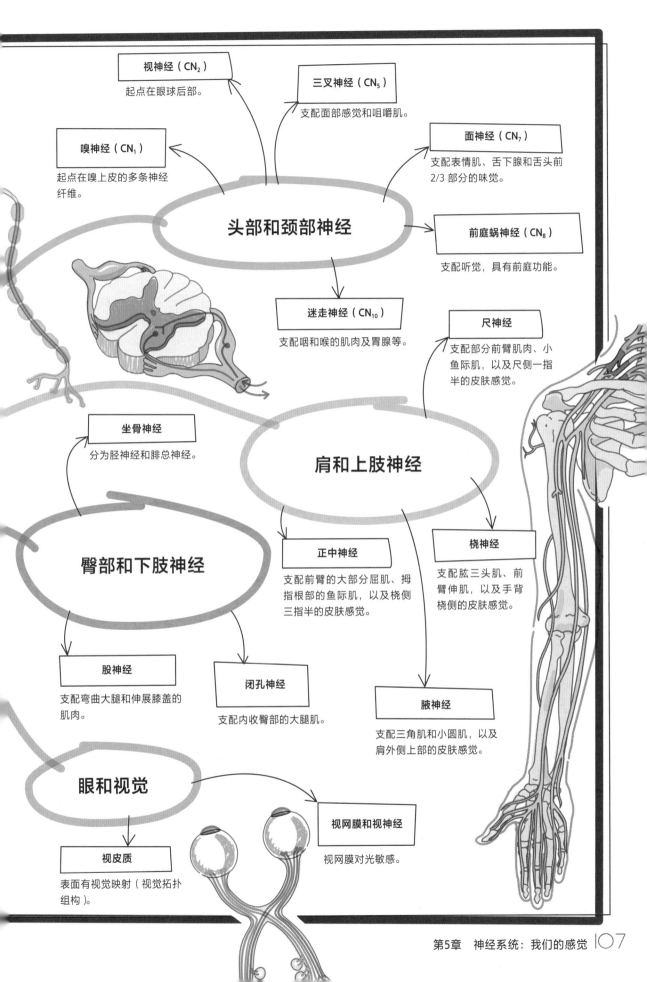

视神经（CN₂）

起点在眼球后部。

三叉神经（CN₅）

支配面部感觉和咀嚼肌。

嗅神经（CN₁）

起点在嗅上皮的多条神经纤维。

面神经（CN₇）

支配表情肌、舌下腺和舌头前2/3 部分的味觉。

头部和颈部神经

前庭蜗神经（CN₈）

支配听觉，具有前庭功能。

迷走神经（CN₁₀）

支配咽和喉的肌肉及胃腺等。

尺神经

支配部分前臂肌肉、小鱼际肌，以及尺侧一指半的皮肤感觉。

坐骨神经

分为胫神经和腓总神经。

肩和上肢神经

臀部和下肢神经

正中神经

支配前臂的大部分屈肌、拇指根部的鱼际肌，以及桡侧三指半的皮肤感觉。

桡神经

支配肱三头肌、前臂伸肌，以及手背桡侧的皮肤感觉。

股神经

支配弯曲大腿和伸展膝盖的肌肉。

闭孔神经

支配内收臀部的大腿肌。

腋神经

支配三角肌和小圆肌，以及肩外侧上部的皮肤感觉。

眼和视觉

视网膜和视神经

视网膜对光敏感。

视皮质

表面有视觉映射（视觉拓扑组构）。

第 6 章

心血管系统：
持续运转的发电站

心血管系统（或叫循环系统）能够有效地把气体、营养素、废弃物、免疫细胞以及重要的蛋白质、矿物质运输到人体各处。心脏每分钟跳动 60~70 次，将约 5 升的血液泵入人体血管。血管结构具有容纳高压流体（动脉），与组织进行高效交换（毛细血管），以及储存血液并将其运输回心脏（静脉）等功能。

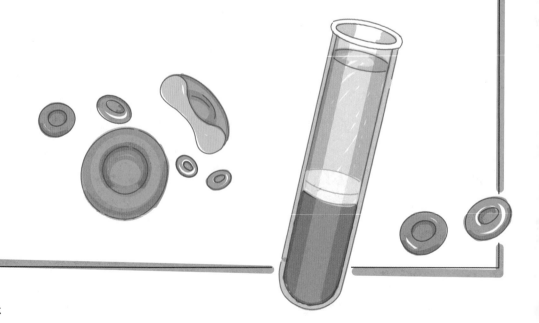

两种循环

循环系统包括一个肌性泵（心脏）和两种按序进行的循环：体循环和肺循环。

体循环和肺循环

体循环把气体和营养素输送到除肺以外的所有人体器官。**肺循环**则可实现肺部血液的气体交换。血液经动脉离开左、右心室，经微动脉、毛细血管、微静脉和静脉回到心房，之后再次被泵出。

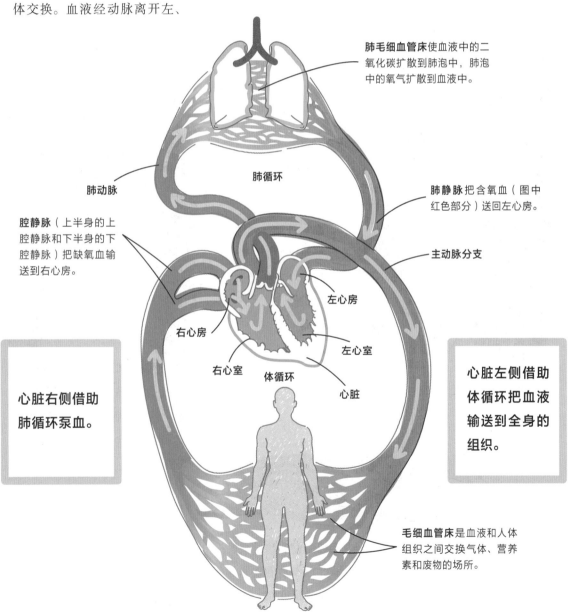

肺毛细血管床使血液中的二氧化碳扩散到肺泡中，肺泡中的氧气扩散到血液中。

肺循环

肺动脉

肺静脉把含氧血（图中红色部分）送回左心房。

腔静脉（上半身的上腔静脉和下半身的下腔静脉）把缺氧血输送到右心房。

主动脉分支

左心房

左心室

右心房

右心室

体循环

心脏

心脏右侧借助肺循环泵血。

心脏左侧借助体循环把血液输送到全身的组织。

毛细血管床是血液和人体组织之间交换气体、营养素和废物的场所。

循环系统中的管道：血管

　　循环系统中有不同类型的血管，它们具有不同的功能。每种类型的血管都与其扮演的角色相匹配。动脉的管壁较厚，管壁的中层（血管中膜）由平滑肌和弹性纤维构成，能承受高压。非常细小的微动脉通过收缩管壁的平滑肌来控制血压和调节血流。所有血管都有三层结构，其中血管内膜包含由扁平细胞组成的内皮。

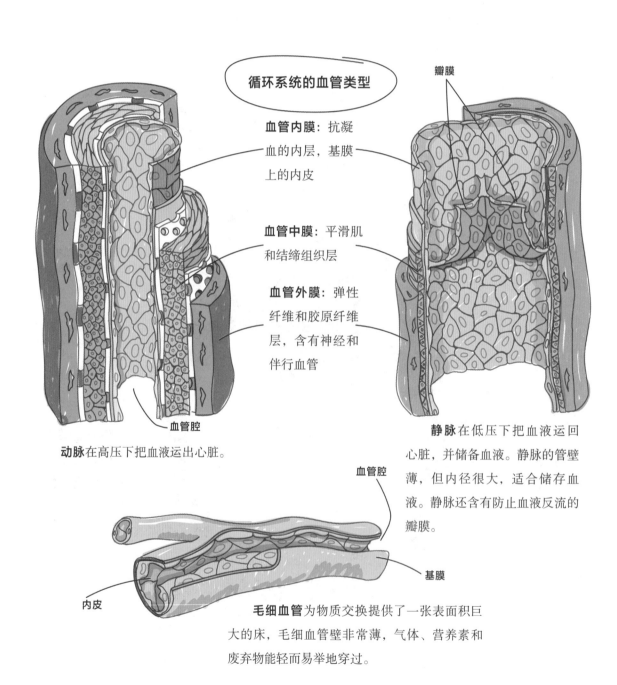

循环系统的血管类型

血管内膜：抗凝血的内层，基膜上的内皮

血管中膜：平滑肌和结缔组织层

血管外膜：弹性纤维和胶原纤维层，含有神经和伴行血管

瓣膜

血管腔

动脉在高压下把血液运出心脏。

静脉在低压下把血液运回心脏，并储备血液。静脉的管壁薄，但内径很大，适合储存血液。静脉还含有防止血液反流的瓣膜。

血管腔

基膜

内皮

毛细血管为物质交换提供了一张表面积巨大的床，毛细血管壁非常薄，气体、营养素和废弃物能轻而易举地穿过。

心动周期

心动周期是指伴随着每次心跳而发生的一系列有次序的活动。心动周期始于体静脉血返回右心房，以及肺静脉血返回左心房。然后，在**心房收缩期**，血液经开启的房室瓣被推入对应心室。

心室收缩期紧随在心房收缩之后。随着心室压力逐渐上升，房室瓣关闭（产生第一心音），半月瓣（左心室的主动脉瓣和右心室的肺动脉瓣）打开，使血液从心室流向主动脉和肺动脉干。

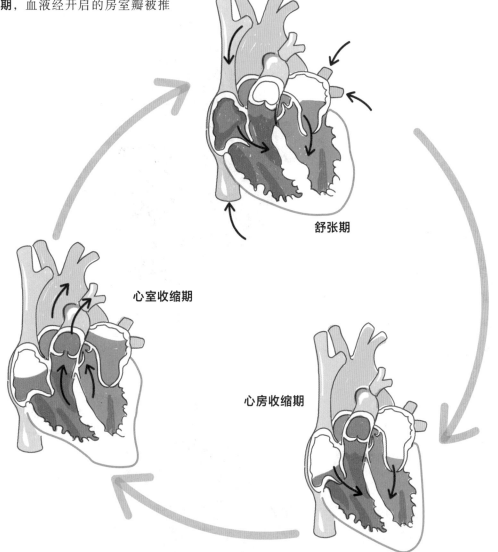

舒张期

心室收缩期

心房收缩期

心室收缩期结束，心室压力下降，并且低于流出道压力，主动脉瓣和肺动脉瓣关闭（产生第二心音）。

在心室舒张后期，心室压力进一步下降至低于心房压力的水平，房室瓣打开。这导致静脉血从肺静脉和体静脉流入心房，之后再流入心室（如箭头所示）。

心室舒张期结束，心房收缩，推动剩余的30%静脉血回到心室。

心脏的结构和心肌

一个人从出生到死亡，心脏都不会停止跳动，因此人体需要使心肌活动同步的机制，即根据不断变化的环境调整心率和肌肉的力量。

心脏

心脏是一个四腔泵（有两个心房和两个心室）。

心房接收静脉血并将其输送到心室。

心室接收来自心房的血液并将其泵入动脉。

心脏的活动受自主神经系统和一种名叫**儿茶酚胺**的循环激素的控制。

心肌非常活跃，需要稳定且持续的氧气供应。**冠状动脉**（分左右两支）是主动脉的初始分支，起于左心室。心静脉主要注入右心房。

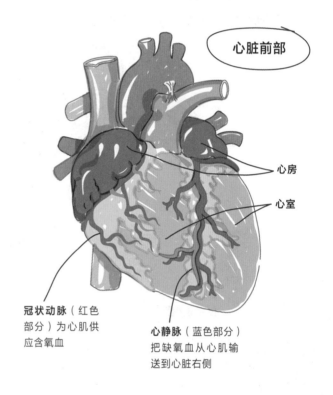

心脏前部

心房

心室

冠状动脉（红色部分）为心肌供应含氧血

心静脉（蓝色部分）把缺氧血从心肌输送到心脏右侧

心瓣膜

心瓣膜是控制血流的关键因素。心脏有 4 个瓣膜。心室收缩时，房室瓣能防止血液从心室倒流到心房。心室舒张时，半月瓣能防止主动脉和肺动脉干中的血液倒流。

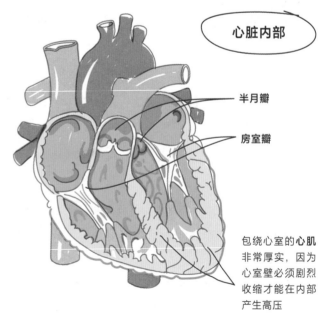

心脏内部

半月瓣

房室瓣

包绕心室的**心肌**非常厚实，因为心室壁必须剧烈收缩才能在内部产生高压

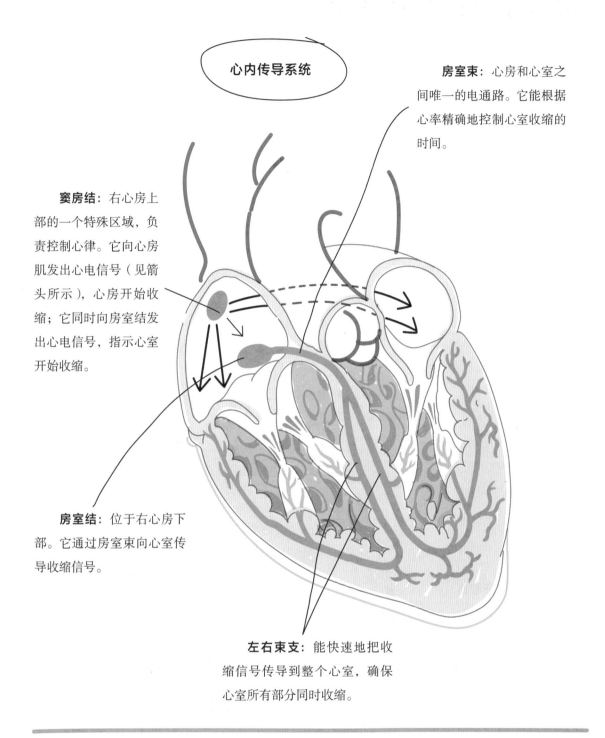

心内传导系统

房室束：心房和心室之间唯一的电通路。它能根据心率精确地控制心室收缩的时间。

窦房结：右心房上部的一个特殊区域，负责控制心律。它向心房肌发出心电信号（见箭头所示），心房开始收缩；它同时向房室结发出心电信号，指示心室开始收缩。

房室结：位于右心房下部。它通过房室束向心室传导收缩信号。

左右束支：能快速地把收缩信号传导到整个心室，确保心室所有部分同时收缩。

心肌

心肌通过生物电互相连接。心肌像骨骼肌一样是条纹状的，但它是不随意肌。心肌细胞的另一个不同寻常之处在于，它们之间通过闰盘实现连接。这种连接可以确保心室的所有心肌全被激活并同时收缩，从而平稳地泵送血液。

动脉和静脉

动脉负责将血液从心脏输送出去，它们有厚实的肌肉壁。静脉则把血液输送到心脏或者毛细血管床之间，例如肝门静脉系统和垂体门静脉系统。

肺动脉干

肺动脉干是从右心室到肺泡的流出道。它的两个分支——左肺动脉和右肺动脉分别通往左肺和右肺（见第117页）。

肺静脉把含氧血从肺输送到左心房，左肺和右肺各有两条肺静脉，即肺上静脉和肺下静脉。

上腔静脉和下腔静脉把几乎全身（肺除外）的静脉血注入右心房。上腔静脉由左、右头臂静脉汇合而成。

头臂静脉：接收来自上肢（锁骨下静脉）和头颈部（颈外静脉和颈内静脉）的血液。

奇静脉和半奇静脉（奇静脉系统）：把血液从后胸壁引入上腔静脉。

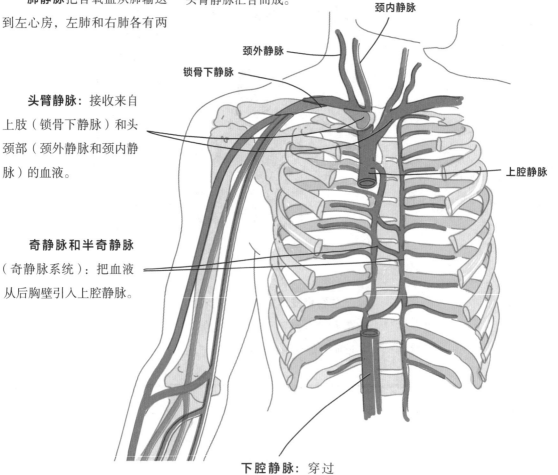

颈内静脉

颈外静脉

锁骨下静脉

上腔静脉

下腔静脉：穿过膈肌进入右心房。

胸部动脉和静脉

人体最大的血管位于胸腔纵隔，即左右肺及其胸膜囊之间的中线区域。

主动脉是最大的动脉，负责把所有含氧血从左心室输送到全身。它分为升主动脉（包含**冠状动脉**分支）、主动脉弓（包含**头臂干**、**左颈总动脉**和**左锁骨下动脉**分支）和降主动脉（包含通往胸壁、大气道壁、食管和脊髓的分支）。主动脉流经膈肌的主动脉开口（主动脉裂孔）。

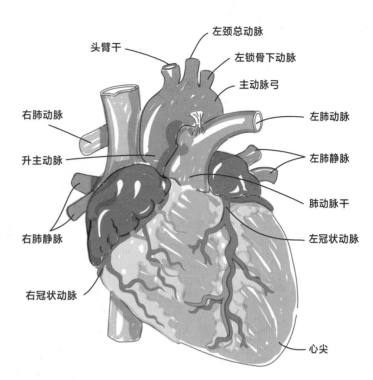

腹部动脉和静脉

腹部最大的动脉是腹主动脉，它位于腰椎上，与下腔静脉伴行。腹主动脉负责内脏的血液供应，**髂总动脉**是腹主动脉的一大分支。有三条腹主动脉分支通往消化管。

主动脉也向其他脏器和后腹壁供血。两侧的**肾上腺动脉**为肾上腺供血。**肾动脉**为肾和肾上腺下部供血。**腰动脉**为腹后壁供血。**生殖动脉**为性腺（卵巢或睾丸）供血。**腹腔干**为胃、十二指肠上部、肝、胆囊和胰腺上部供血。**肠系膜上动脉**为十二指肠下部、小肠、胰腺下部及大肠至结肠左曲供血。**肠系膜下动脉**为降结肠、乙状结肠和直肠供血。

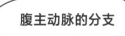

腹主动脉的分支

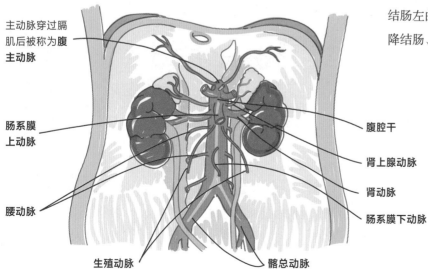

体壁和下肢的静脉都汇入下腔静脉。下腔静脉由左、右两条**髂总静脉**汇合而成。**肝静脉、肾静脉、腰静脉**和**右肾上腺静脉**也都汇入下腔静脉。

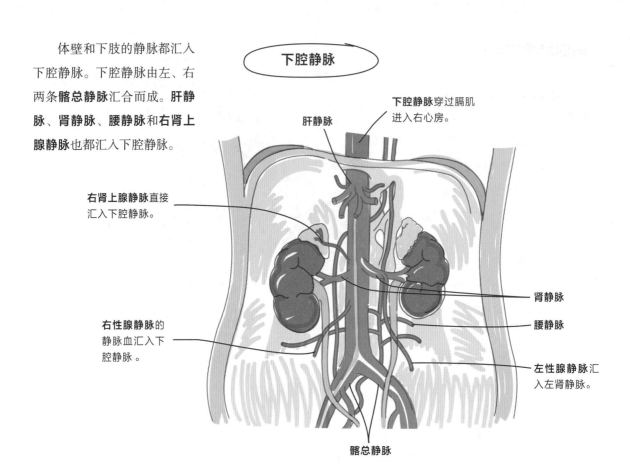

下腔静脉

肝静脉

下腔静脉穿过膈肌进入右心房。

右肾上腺静脉直接汇入下腔静脉。

右性腺静脉的静脉血汇入下腔静脉。

肾静脉

腰静脉

左性腺静脉汇入左肾静脉。

髂总静脉

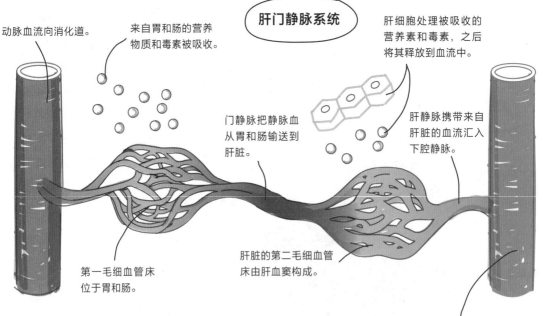

肝门静脉系统

动脉血流向消化道。

来自胃和肠的营养物质和毒素被吸收。

肝细胞处理被吸收的营养素和毒素，之后将其释放到血流中。

门静脉把静脉血从胃和肠输送到肝脏。

肝静脉携带来自肝脏的血流汇入下腔静脉。

第一毛细血管床位于胃和肠。

肝脏的第二毛细血管床由肝血窦构成。

下腔静脉把血液输送到右心房，再输送到全身。

消化系统的血液通过**肝门静脉**注入肝脏。来自整个消化道及胰腺、脾的几乎所有营养素和毒素，都必须经过肝脏的监控和处理。不过大脂肪分子是个例外，它们通过淋巴管离开消化系统。

头颈部动脉和静脉

即使人处于休息状态，大脑的氧化代谢率仍然非常高，因此头颈部动脉每分钟要向大脑输送 0.75 升血液（约占心输出量或心排血量的 15%）。其他动脉为面部、口腔、舌和咽供血。

主动脉是从左心室发出的大动脉。

主动脉弓发出**头臂干、左颈总动脉**和**左锁骨下动脉**三大分支。头臂干发出**右颈总动脉**和**右锁骨下动脉**两大分支。

头臂干为右侧面部和脑以及右上肢供血。

两侧的颈总动脉分成颈内动脉和颈外动脉两个分支。**颈内动脉**进入颅内，为脑、垂体和眼供血。它的分支包括眼动脉、大脑前动脉和大脑中动脉。**颈外动脉**通过舌动脉和面动脉为舌和面部供血。

椎动脉从两侧的锁骨下动脉发出。它们穿过颈椎，经枕骨大孔向上进入颅，并在颅内分支，为脑干和枕叶供血。

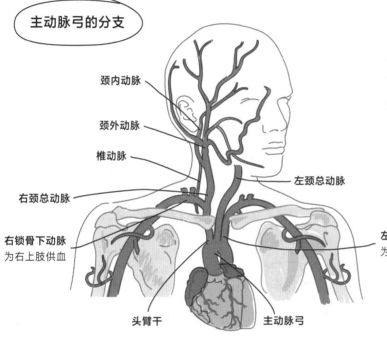

主动脉弓的分支

颈内动脉
颈外动脉
椎动脉
右颈总动脉
右锁骨下动脉 为右上肢供血
左颈总动脉
左锁骨下动脉 为左上肢供血
头臂干
主动脉弓

颈外静脉接收来自头皮和颈底部、表情肌、口腔和咽的血液。颈外静脉汇入**锁骨下静脉**。

颈内静脉接收来自脑、垂体和眼的血液。它们与锁骨下静脉汇合成胸部的**头臂静脉**。

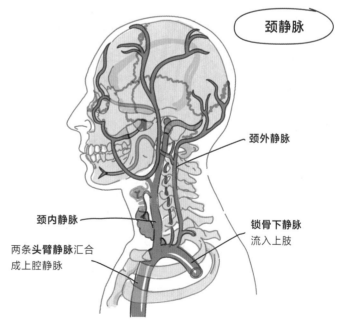

颈静脉

颈外静脉
颈内静脉
锁骨下静脉 流入上肢
两条**头臂静脉**汇合成上腔静脉

上肢动脉和静脉

　　为上肢供血的动脉是主动脉弓的分支。锁骨下动脉穿过第一肋，紧急情况下医生可在此处压迫锁骨下动脉为患者止血。上肢的静脉回流到上腔静脉。

　　锁骨下动脉穿过第一肋的外缘后变成**腋动脉**，腋动脉穿过大圆肌的下缘后变成**肱动脉**。当肱动脉紧贴肱骨远端（肘前部的肱二头肌肌腱的内侧）时，我们就能摸到肱动脉。

　　肱动脉在肘的位置分成**桡动脉**和**尺动脉**两大分支。

　　在腕桡侧（第一掌骨基底部的桡侧），我们能感觉到桡动脉。

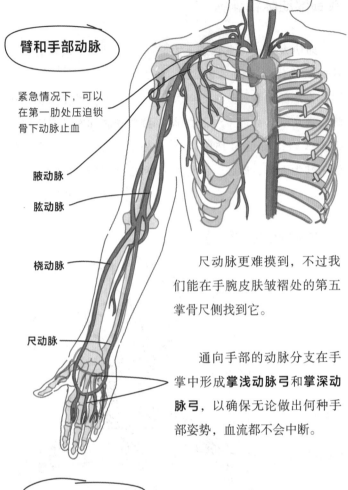

臂和手部动脉

紧急情况下，可以在第一肋处压迫锁骨下动脉止血

腋动脉

肱动脉

桡动脉

尺动脉

　　尺动脉更难摸到，不过我们能在手腕皮肤皱褶处的第五掌骨尺侧找到它。

　　通向手部的动脉分支在手掌中形成**掌浅动脉弓**和**掌深动脉弓**，以确保无论做出何种手部姿势，血流都不会中断。

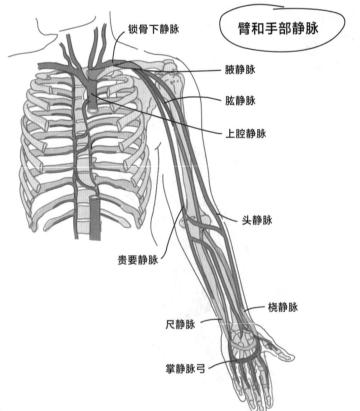

臂和手部静脉

锁骨下静脉

腋静脉

肱静脉

上腔静脉

头静脉

贵要静脉

桡静脉

尺静脉

掌静脉弓

　　上肢静脉可分为浅静脉组和深静脉组，浅静脉汇入深静脉。

　　上肢深静脉起自**掌静脉弓**，依次汇合成**桡静脉**和**尺静脉**，再汇入**肱静脉**。

　　手背静脉弓汇入属于浅静脉的**头静脉**和**贵要静脉**。

　　肱静脉变为**腋静脉**，腋静脉汇入锁骨下静脉，最终汇入上腔静脉。

　　头静脉和贵要静脉分别汇入腋深静脉和肱静脉。

下肢动脉和静脉

给下肢供血的动脉主要是髂外动脉的分支。下肢的浅静脉和深静脉有稳固的瓣膜，可介导静脉血流对抗重力，实现回流。

主动脉在腹腔内分成两条**髂总动脉**。

之后，每条髂总动脉会分成**髂外动脉**和**髂内动脉**。

髂外动脉为下肢供应绝大部分血液，它穿过腹股沟皮褶处的**腹股沟韧带**后变成股动脉。

股动脉进入大腿，在股三角处向下延伸。它在大腿后部分出一个深支，被称为**股深动脉**。股动脉和股深动脉都为其邻近的肌肉供血。

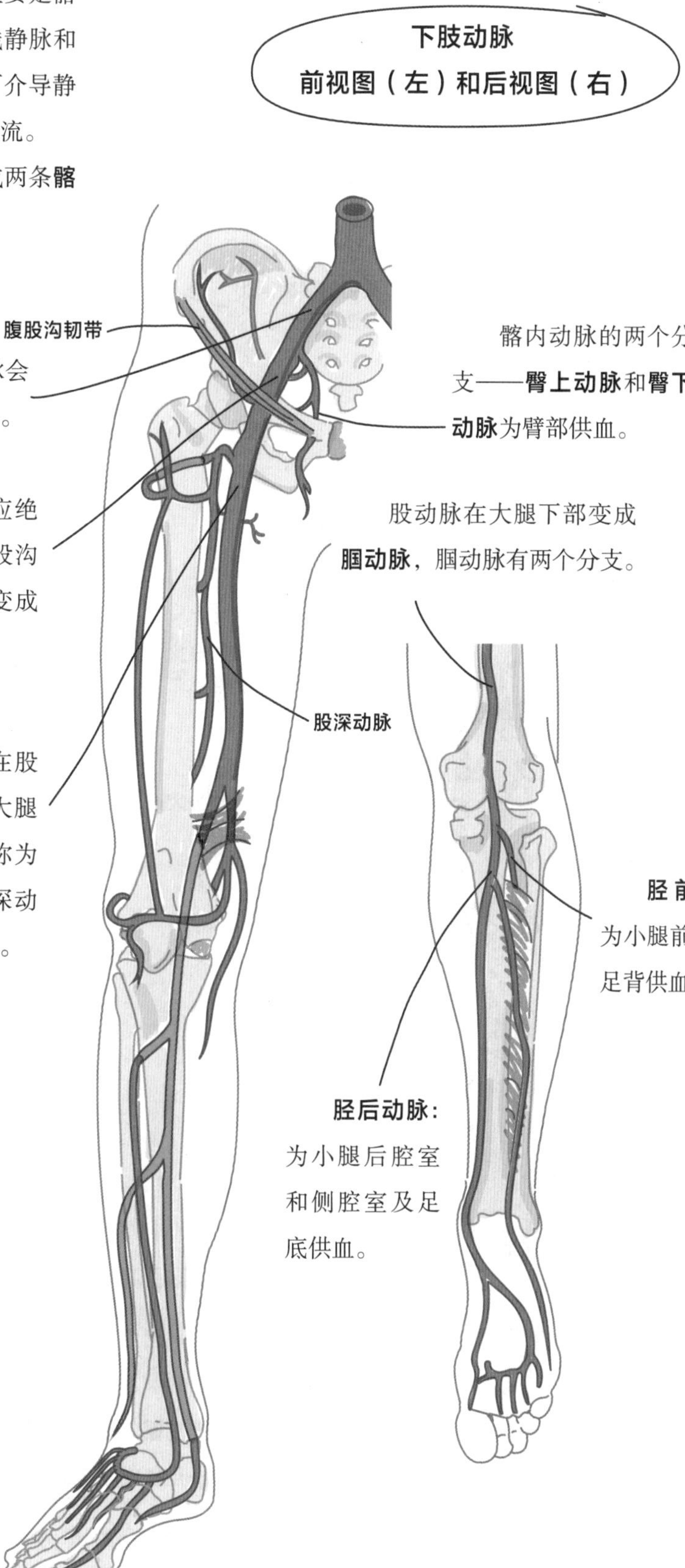

下肢动脉
前视图（左）和后视图（右）

腹股沟韧带

髂内动脉的两个分支——**臀上动脉**和**臀下动脉**为臀部供血。

股动脉在大腿下部变成**腘动脉**，腘动脉有两个分支。

股深动脉

胫前动脉：
为小腿前腔室和足背供血。

胫后动脉：
为小腿后腔室和侧腔室及足底供血。

足部和小腿的静脉引流

我们每天大部分时间都在坐着、站着或走着，所以足部的血液必须被抬升约 1.5 米才能到达心脏。这就需要一个由肌肉泵和瓣膜组成的系统使血液回流。

下肢有浅静脉和深静脉。腓肠肌压迫深静脉，将血液向上泵并依次经过瓣膜。浅静脉（大隐静脉和小隐静脉）通过交通静脉汇入深静脉，瓣膜可以防止血液反流。

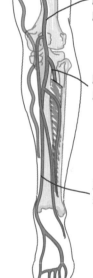

静脉肌肉泵

开启的瓣膜允许血液上行。

包裹着深静脉的**骨骼肌**收缩，将血液向上泵至下肢。

关闭的瓣膜阻止血液向下流。

下肢静脉前视图

下腔静脉接收来自左、右髂总静脉的血液。

髂总静脉接收来自髂外静脉和髂内静脉的静脉血。

髂内静脉接收来自盆腔器官和臀部的静脉血。

髂外静脉接收来自下肢和腹前壁的静脉血。

大隐静脉是人体最大和最长的浅静脉。

股静脉是下肢最大的静脉。

腘静脉

小隐静脉是汇入小腿后部的浅静脉。

小腿静脉后视图

腘静脉接收来自胫静脉、腓静脉、小隐静脉的血液。

胫前静脉汇入小腿前腔室。

胫后静脉汇入足底和腓肠。

大腿和臀部的静脉引流

腘静脉接收来自膝关节后腘窝的胫前静脉、胫后静脉、小隐静脉的血液。腘静脉变为**股静脉**，股静脉穿过腹股沟皮褶后变成**髂外静脉**，髂外静脉与**髂内静脉**（汇入骨盆和臀部）汇合成**髂总静脉**。

不要小瞧毛细血管

毛细血管使血液和组织可以彼此交换气体、营养素、细胞、蛋白质和废物。所有毛细血管的管壁都由基膜和内皮细胞构成。

毛细血管在循环系统中处于什么位置？

人体大约有400亿条毛细血管，它们分布在循环系统中的微动脉和微静脉之间。

毛细血管前括约肌通过收缩或舒张来调节进入毛细血管的血流量，毛细血管前括约肌位于后微动脉和毛细血管的汇合处。10~100根毛细血管组成**毛细血管床**，接收来自单条**后微动脉**的血液。

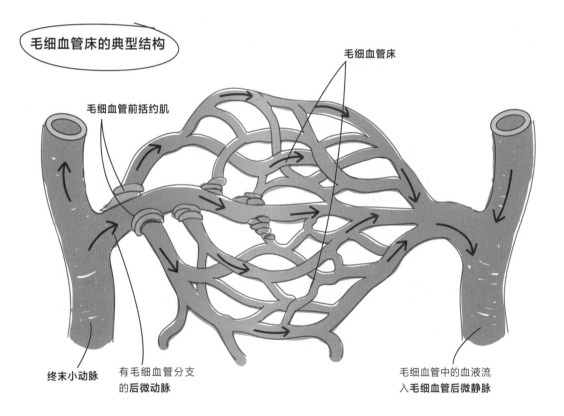

毛细血管床的典型结构

毛细血管床

毛细血管前括约肌

终末小动脉

有毛细血管分支的**后微动脉**

毛细血管中的血液流入**毛细血管后微静脉**

毛细血管的功能

毛细血管是主要承担交换功能的血管。这是为它量身打造的角色，因为毛细血管壁只有一层内皮细胞，以及一层薄的基膜。毛细血管遍布全身，因此其表面积极为可观，以便与周围的组织交换气体、营养素等。

在大多数处于静止状态的组织（比如不运动时的肌肉）中，只有一小部分毛细血管活动频繁，不过其他毛细血管可以根据需要开放（比如运动时的肌肉）。

毛细血管的三种类型

毛细血管分为三种类型：连续毛细血管、有孔毛细血管和窦状毛细血管。

连续毛细血管是指能形成连续血管的内皮细胞。连续毛细血管存在于脑组织、脊髓组织、肺、皮肤和骨骼肌中。蛋白质或细胞不能穿过连续毛细血管壁。

毛细血管的类型

毛细血管腔内的**红细胞**

内皮细胞

胞间隙紧密，蛋白质或细胞无法穿过。

毛细血管腔内的**红细胞**

内皮细胞的细胞核

开窗

有孔毛细血管是指质膜上有小孔的内皮细胞。有孔毛细血管存在于肾脏、小肠绒毛、脑室和许多内分泌腺中。开窗（字面意思是"小窗"）能让较大的分子（有时也能让细胞）穿过，从血液到达周围的组织。

毛细血管腔内的**红细胞**

内皮细胞

内皮细胞之间的大间隙

窦状毛细血管是开口（间隙）很宽的内皮细胞，能让大分子蛋白质和细胞轻松穿过。窦状毛细血管存在于红骨髓、脾、垂体、甲状旁腺和肾上腺中。在骨髓中，窦壁的间隙能让新形成的血细胞穿过并进入血流。

门静脉系统

血液通常从微动脉流经毛细血管到达微静脉。在某些人体系统中，血液可通过门静脉通路从一个毛细血管床流入另一个毛细血管床。

肝门静脉系统： 从消化系统的毛细血管床引流血液。它可以使肝脏监控和处理来自消化系统的营养素和毒素（见第118页）。

垂体门静脉系统： 把下丘脑的血液引流到腺垂体。它可以使脑释放的激素进入垂体。

血液的功能和成分

血液是一种结缔组织，由血浆中的血细胞组成。血细胞占血量的一半，血浆则含有重要的蛋白质。

血液的功能

血液有三种功能。

* **运输**：血液能运输氧气和二氧化碳、来自消化系统的营养素、内分泌腺分泌的激素、毒素、热量和废物。

* **调节**：血液能调节体液的pH值（酸碱度），调节体温，影响细胞的渗透压。

* **保护**：血液能凝固，以防体液流失。血液含有可预防疾病的白细胞、免疫蛋白（比如抗体）、各种血液溶质、补体和干扰素。

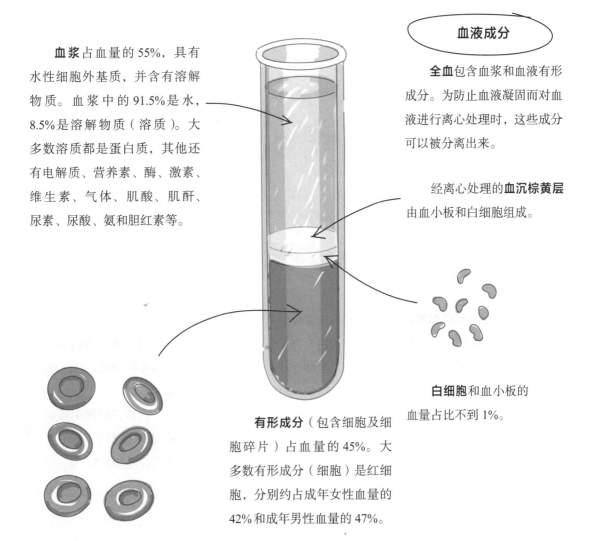

血浆占血量的55%，具有水性细胞外基质，并含有溶解物质。血浆中的91.5%是水，8.5%是溶解物质（溶质）。大多数溶质都是蛋白质，其他还有电解质、营养素、酶、激素、维生素、气体、肌酸、肌酐、尿素、尿酸、氨和胆红素等。

血液成分

全血包含血浆和血液有形成分。为防止血液凝固而对血液进行离心处理时，这些成分可以被分离出来。

经离心处理的**血沉棕黄层**由血小板和白细胞组成。

白细胞和血小板的血量占比不到1%。

有形成分（包含细胞及细胞碎片）占血量的45%。大多数有形成分（细胞）是红细胞，分别约占成年女性血量的42%和成年男性血量的47%。

血浆蛋白

血浆中有三种蛋白。

* **白蛋白**：由肝脏制造，占血浆蛋白的54%。它们为血液提供胶体渗透压，确保水分从毛细血管末端的组织间隙回流。它们还扮演pH值缓冲剂的角色，并运输类固醇激素和脂肪酸。

* **球蛋白**：包括由浆细胞制造的免疫球蛋白，占血浆蛋白的38%。它们攻击病毒和细菌。α和β球蛋白运输铁和脂肪。

* **纤维蛋白原**：由肝脏制造，占血浆蛋白的7%，对凝血而言至关重要。

抗原：红细胞表面有特异性分子（抗原），可被免疫系统识别。

血细胞

大多数血细胞都是**红细胞**，白细胞和血小板的血量占比不到1%。血细胞是在中轴骨骼和长骨的红骨髓中产生的。

成熟的红细胞呈双凹圆盘状，没有细胞核或其他细胞器。其直径为7~8微米，富含血红蛋白（占细胞重量的33%）。

血红蛋白是有4条肽链的球蛋白，每条肽链含有一个环状的血红素分子和一个铁离子。氧与铁离子的结合反应可逆，二氧化碳与血红蛋白的结合反应同样如此。

凝血（止血）

止血是阻止血液从血管流失的自然过程，由4个步骤组成。

* **血管痉挛**：收缩为血管损伤处供血的微动脉。

* **血小板激活**：在血管损伤处形成黏性的血小板栓子。

* **凝血**：血液在凝血因子的级联反应下凝固，把纤维蛋白原转变成纤维蛋白，从而将血细胞凝结成固体凝胶状。

* **血块收缩**：血小板中的肌动蛋白和肌球蛋白（收缩蛋白质）合拢创口，并把血凝块中的液体（血清）挤出。

红细胞

红细胞：没有细胞核，但细胞质充满了血红蛋白，能携带氧气和（少量的）二氧化碳。

血型

ABO血型系统是最重要的血型系统。根据红细胞表面是否存在两种抗原（抗原A、抗原B），这种系统将血型划分为4类：A型、B型、AB型和O型。

人体红细胞中可能有**恒河猴因子**[①]（Rh+），也可能没有（Rh-）。

[①] 恒河猴因子也叫Rh抗原，Rh抗原的有无是恒河猴血型（Rh血型）的划分标准。

白细胞

白细胞的血量占比不到1%，但发挥着至关重要的作用。每立方毫米的血液中约有 4 800~11 000 个白细胞。

白细胞包括**中性粒细胞**（66%）、**淋巴细胞**（23%）、**单核细胞**（7%）、嗜酸性粒细胞（3%）和嗜碱性粒细胞（1%）。

嗜酸性粒细胞能杀死寄生虫，调节变态反应。**嗜碱性粒细胞**能在变态反应中释放肝素、组胺和血清素。

血涂片中的细胞类型

单核细胞：转化成组织巨噬细胞，去吞噬微生物和细胞碎片。

红细胞

血小板：在止血方面发挥重要作用的细胞碎片。

中性粒细胞：吞噬细菌，并用溶菌酶（一种抗菌酶）消灭细菌。

淋巴细胞：控制免疫应答，骨髓依赖性淋巴细胞（B细胞）发育成浆细胞来制造抗体，胸腺依赖性淋巴细胞（T细胞）攻击病毒和癌细胞。

红细胞是如何产生的？

红细胞只能存活 120 天。红细胞生成指制造新的红细胞的过程。与其他所有血细胞一样，红细胞是由多能干细胞（具有分化成许多不同细胞的能力）衍生而来的。有核干细胞分化成髓系干细胞，再进一步分化成原红细胞、网织红细胞等，最终变成红细胞。在网织红细胞阶段，细胞失去细胞核，但可能会保留一些细胞器（核糖体、线粒体）。

血小板

血小板是直径为 2~4 微米的细胞碎片，没有细胞核，只能存活 5~9 天。在止血过程中，血小板会在血管壁上形成血小板栓子。这对血管壁上的小伤口修复特别有效。

血小板由红骨髓中的巨核细胞生成。

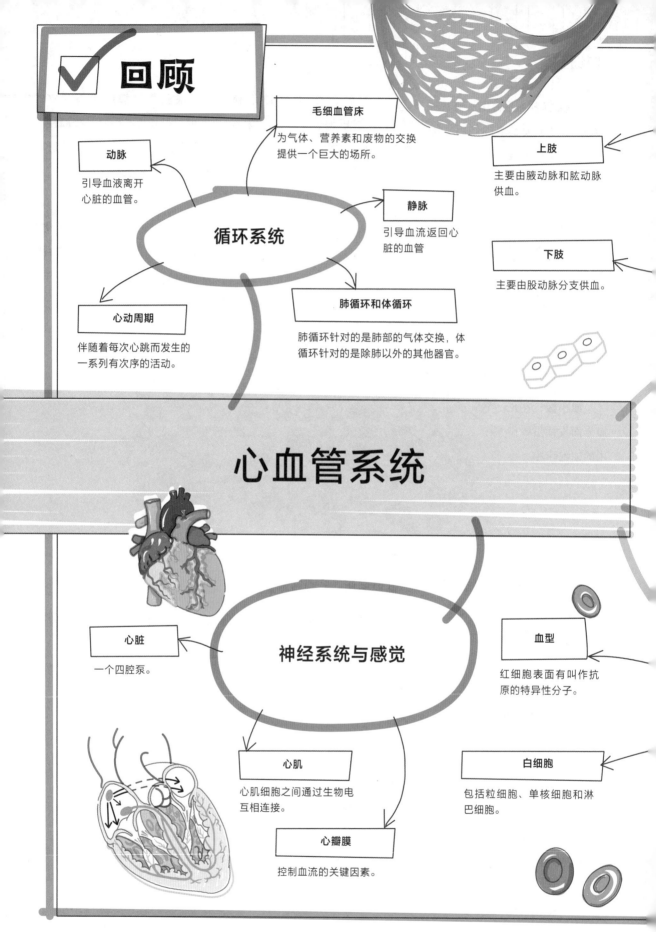

毛细血管床

为气体、营养素和废物的交换提供一个巨大的场所。

动脉

引导血液离开心脏的血管。

上肢

主要由腋动脉和肱动脉供血。

循环系统

静脉

引导血流返回心脏的血管

下肢

主要由股动脉分支供血。

心动周期

伴随着每次心跳而发生的一系列有次序的活动。

肺循环和体循环

肺循环针对的是肺部的气体交换，体循环针对的是除肺以外的其他器官。

心血管系统

心脏

一个四腔泵。

神经系统与感觉

血型

红细胞表面有叫作抗原的特异性分子。

心肌

心肌细胞之间通过生物电互相连接。

白细胞

包括粒细胞、单核细胞和淋巴细胞。

心瓣膜

控制血流的关键因素。

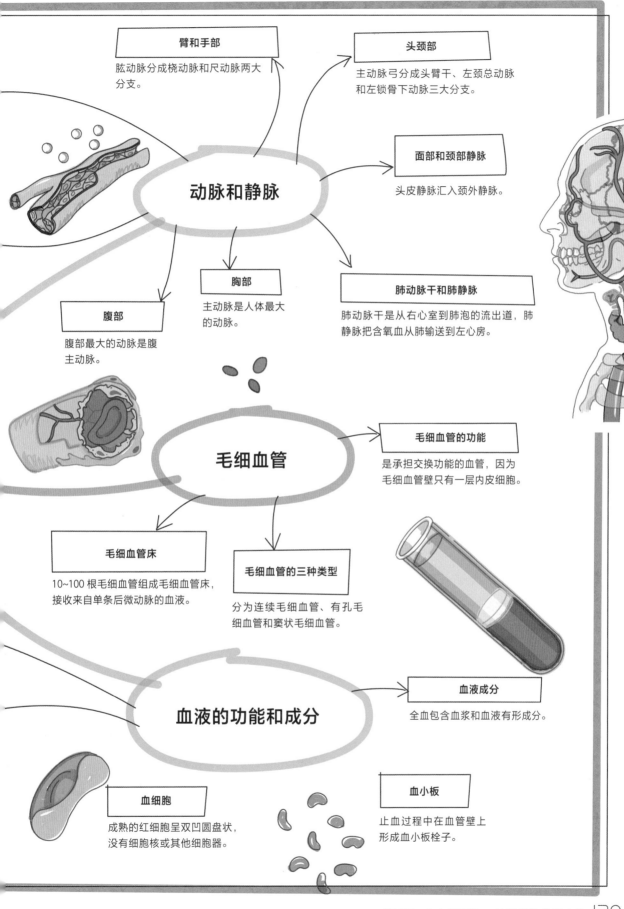

臂和手部

肱动脉分成桡动脉和尺动脉两大分支。

头颈部

主动脉弓分成头臂干、左颈总动脉和左锁骨下动脉三大分支。

面部和颈部静脉

头皮静脉汇入颈外静脉。

动脉和静脉

胸部

主动脉是人体最大的动脉。

肺动脉干和肺静脉

肺动脉干是从右心室到肺泡的流出道，肺静脉把含氧血从肺输送到左心房。

腹部

腹部最大的动脉是腹主动脉。

毛细血管的功能

是承担交换功能的血管，因为毛细血管壁只有一层内皮细胞。

毛细血管

毛细血管床

10~100 根毛细血管组成毛细血管床，接收来自单条后微动脉的血液。

毛细血管的三种类型

分为连续毛细血管、有孔毛细血管和窦状毛细血管。

血液成分

全血包含血浆和血液有形成分。

血液的功能和成分

血细胞

成熟的红细胞呈双凹圆盘状，没有细胞核或其他细胞器。

血小板

止血过程中在血管壁上形成血小板栓子。

第7章

免疫/淋巴系统：我们的健康卫士

淋巴是当动脉血流量超过静脉回流量时，积聚在细胞间隙的额外液体。淋巴系统把这些液体注入胸部的主要静脉，以监控是否出现了外来入侵者。

　　淋巴系统的巨噬细胞可清除细胞碎片和入侵者（如细菌、病毒和寄生虫），防止它们进入血流。沿淋巴管道分布的淋巴结也能制造淋巴细胞，并控制免疫应答。

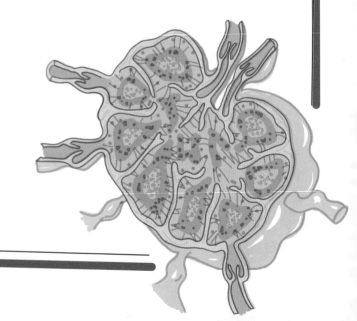

一起来认识淋巴系统

细胞之间的组织液会注入淋巴管并进入淋巴结，以监控和抵御外来蛋白质和微生物。

大多数淋巴结沿气道分布于胸腔，或者位于腹腔，用于在肠系膜之间支持消化系统。其他淋巴结则位于主要的关节处：肘前，腋窝，膝盖后侧，腹股沟内和颈内。

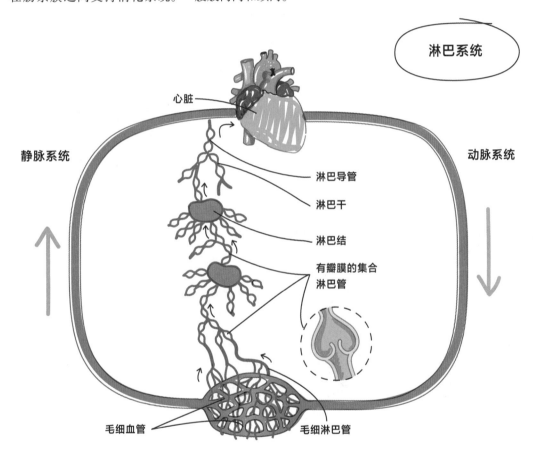

淋巴系统

静脉系统

动脉系统

心脏

淋巴导管

淋巴干

淋巴结

有瓣膜的集合淋巴管

毛细血管

毛细淋巴管

免疫系统功能的实现依赖于人体内分泌的免疫蛋白（抗体和补体蛋白质）和细胞的免疫防御机制（中性粒细胞、巨噬细胞和淋巴细胞）。两者一起运作，以抵御外来入侵者和癌症。淋巴管可排出人体多个部位的多余组织液。毛细血管每天过滤 20 升血液，其中有 17 升在毛细血管的静脉端被重吸收，这样一来每天就有 3 升血液留在组织间隙中，并且必须回流至体循环，最终到达体循环的静脉系统。

淋巴管通过免疫细胞聚集的淋巴结引流。

淋巴结和淋巴管

淋巴结只有豌豆大小，通过输入淋巴管接收淋巴，通过输出淋巴管输出淋巴。每个淋巴结都有一条小动脉和一条小静脉。

淋巴结的结构

淋巴结长 1~25 毫米，覆盖着一层由致密结缔组织构成的被膜，被膜伸入淋巴结内形成**小梁**。淋巴结的功能组织分为浅层皮质和深层髓质。

外层皮质中的卵圆形B细胞密集排列成**淋巴小结**（或称淋巴滤泡）。淋巴小结聚集在淋巴结的皮质中。一些淋巴小结有中央区域，被称为**生发中心**（或称反应中心）。这里是浆细胞制造抗体和形成免疫系统记忆的地方。在初次接触抗原（比如细菌壁蛋白）后，记忆B细胞会继续留在淋巴结中，当再次遇到抗原时就会增强免疫应答。

内层皮质含有许多T细胞和树突状细胞，树突状细胞把抗原呈递给T细胞，刺激T细胞分化增殖并离开淋巴结，去抵御外来入侵者。

髓质中含有B细胞、生产抗体的浆细胞和巨噬细胞。

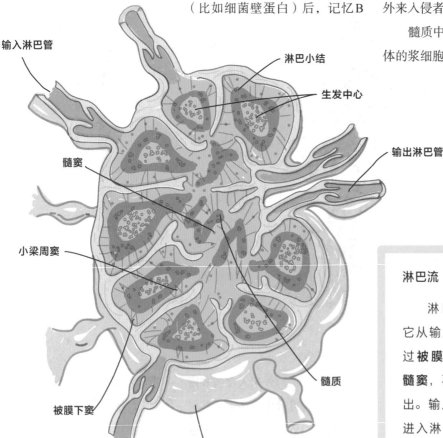

输入淋巴管

淋巴小结

生发中心

髓窦

输出淋巴管

小梁周窦

髓质

被膜下窦

被膜中的淋巴结

淋巴流

淋巴会流经淋巴结。它从输入淋巴管流入，经过**被膜下窦、小梁周窦、髓窦**，再从输出淋巴管流出。输入淋巴管通过被膜进入淋巴结。**输出淋巴管**把淋巴液从淋巴结门运出。

淋巴管

人体内的淋巴管将淋巴从人体外围引流至中央。因此，淋巴从手指流向腋窝，然后进入胸腔。最终，所有淋巴都注入上胸部的体静脉。

胸导管是人体最大的淋巴管，从人体的下半部分、上躯干的左半部分、左上肢和头的左半部分引流淋巴。

胸导管注入左锁骨下静脉和左颈内静脉的汇合处。右淋巴导管注入右锁骨下静脉和右颈内静脉的汇合处。

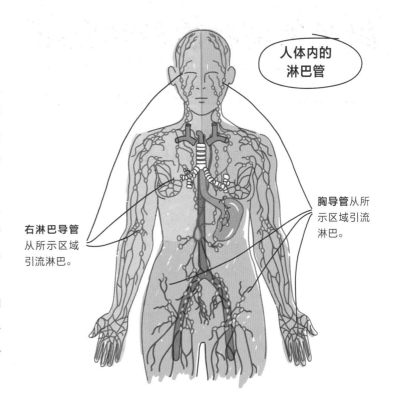

人体内的淋巴管

右淋巴导管从所示区域引流淋巴。

胸导管从所示区域引流淋巴。

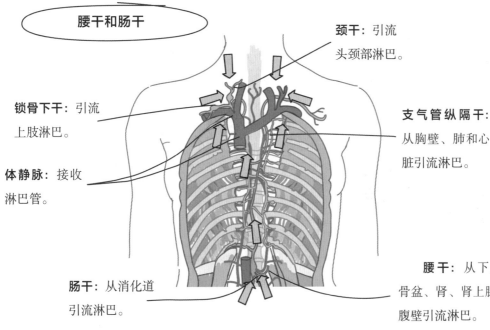

腰干和肠干

颈干： 引流头颈部淋巴。

锁骨下干： 引流上肢淋巴。

支气管纵隔干： 从胸壁、肺和心脏引流淋巴。

体静脉： 接收淋巴管。

肠干： 从消化道引流淋巴。

腰干： 从下肢、骨盆、肾、肾上腺和腹壁引流淋巴。

淋巴管起始于闭合的毛细淋巴管，后者位于细胞之间的空隙（细胞间液）。毛细淋巴管结合形成淋巴管，淋巴管的管壁非常薄，还有可以使淋巴集中的瓣膜。

淋巴管汇合形成**淋巴干**，淋巴干继续向它与体静脉的汇合处输送淋巴。

肠道的毛细淋巴管被称为**乳糜管**，可以携带大的脂肪分子。

大多数组织的淋巴都是透明无色的，但小肠的淋巴呈乳白色，这是因为它吸收了脂肪球（乳糜微粒），这种淋巴被称为**乳糜**。

固有免疫和适应性免疫

人体对外来物质和病原体（致病性微生物）的反应被称为免疫。免疫可以是固有的（先天的），也可以是适应性的（后天获得的）。

固有免疫

固有免疫（先天免疫）不需要事先接触病原体，反应迅速。固有免疫有 4 个组成部分：

* 上皮的物理屏障
* 吞噬细胞（巨噬细胞和中

性粒细胞）
* 自然杀伤细胞
* 血液蛋白质，比如细胞因子和补体系统

T细胞和B细胞的功能

抗体是能附着在外来物质或入侵者上的免疫球蛋白

细菌表面有抗原，抗体会附着在这些抗原上

浆细胞由B细胞发育而来，能产生抗体

附着了抗体的细菌表面抗原

巨噬细胞识别出被抗体包裹的细菌并吞噬它们

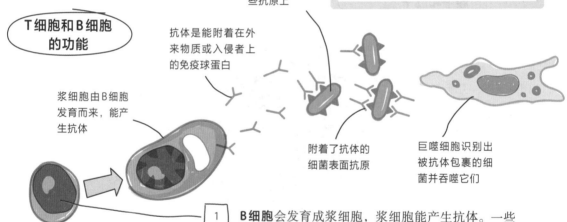

1　**B细胞**会发育成浆细胞，浆细胞能产生抗体。一些B细胞会变成能长期存在的记忆B细胞，当再次遇到抗原时，它们能产生更强的免疫应答。

适应性免疫

适应性免疫是在细胞接触病原体后产生的，涉及细胞学习识别抗原并对其做出反应。体液免疫和细胞免疫是适应性免疫的两种类型。

第一种适应性免疫是**体液免疫**，是指浆细胞产生的抗体与病原体产生的抗原、毒素结合。这种结合能吸引巨噬细胞吞噬外来物质。

第二种适应性免疫发生在巨噬细胞摄入病原体，或者病原体（比如病毒和立克次体）侵入人体细胞之后。细胞免疫（细胞介导免疫）能破坏人体细胞内的病原体，也能防御人体内的异常细胞，比如癌细胞。

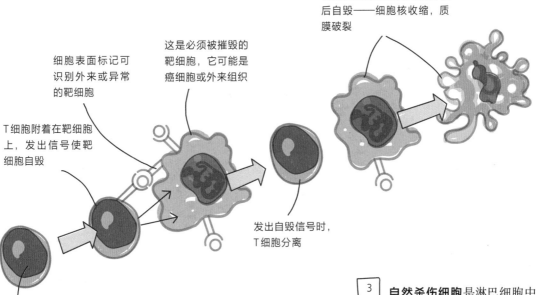

靶细胞经历细胞凋亡的过程后自毁——细胞核收缩，质膜破裂

这是必须被摧毁的靶细胞，它可能是癌细胞或外来组织

细胞表面标记可识别外来或异常的靶细胞

T细胞附着在靶细胞上，发出信号使靶细胞自毁

发出自毁信号时，T细胞分离

2　　**T细胞**攻击入侵的病毒、癌细胞和移植组织。它们可分为以下4种类型：

* **辅助T细胞**：与B细胞协同增加抗体产量

* **细胞毒性T细胞**：造成细胞破裂从而摧毁靶细胞

* **调节T细胞**：通过抑制其他T细胞关闭免疫应答，也能保护制造B族维生素的有益肠道细菌

* **记忆T细胞**：记住一种抗原，当再次遇到这种抗原时能产生强烈的免疫应答

3　　**自然杀伤细胞**是淋巴细胞中的一种，在早期病毒感染中起着关键作用。它们利用酶破坏被病毒感染的细胞和肿瘤细胞。自然杀伤细胞可直接从骨髓迁移到扁桃体、淋巴结和脾。

免疫系统细胞

　　和红细胞一样，白细胞也产生于红骨髓中的多能干细胞。多能干细胞能变成髓系干细胞或淋巴干细胞。后来转变为粒细胞或巨噬细胞的髓系干细胞，在粒细胞–巨噬细胞集落形成单位（CFU-GM）之后形成。CFU-GM转变为嗜酸性粒细胞、嗜碱性粒细胞、中性粒细胞或单核细胞。

　　淋巴干细胞转变为T细胞、B细胞或NK（自然杀伤）细胞。

胸腺、扁桃体和脾

胸腺、扁桃体和脾是淋巴组织的大型集聚体，具有多种功能。胸腺制造T细胞，扁桃体抵御入侵者，脾则净化血液。

胸腺

胸腺是一个双叶器官，位于上胸部。它负责使从骨髓迁移到这里的T细胞发育成熟。胸腺有一层结缔组织被膜，后者将小梁伸入胸腺内部，把组织分成小叶。每个小叶都有外层皮质和内层髓质。

皮质包含许多T细胞、树突状细胞、上皮细胞和巨噬细胞。树突状细胞协助T细胞成熟，上皮细胞则为多达50个淋巴细胞提供支架。大多数T细胞在皮质中死亡，此时就轮到巨噬细胞来清理细胞碎片。存活下来的T细胞进入髓质。髓质由分散的、更成熟的T细胞、树突状细胞和巨噬细胞组成。

在儿童期，T细胞离开胸腺进入淋巴结、脾和扁桃体。青春期过后，胸腺就变成了胸腺残留。

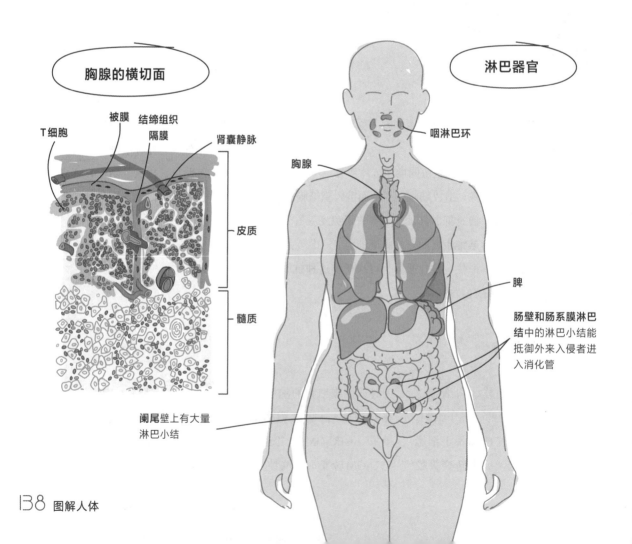

胸腺的横切面

T细胞　被膜　结缔组织隔膜　肾囊静脉

皮质

髓质

阑尾壁上有大量淋巴小结

淋巴器官

咽淋巴环

胸腺

脾

肠壁和肠系膜淋巴结中的淋巴小结能抵御外来入侵者进入消化管

扁桃体

5个扁桃体排列成环状，被称为**咽淋巴环**，环绕着呼吸道和消化管的入口。它们是覆盖着黏膜的淋巴组织团块，能检测进入人体的致病性微生物。

咽扁桃体（腺样体）：嵌于鼻咽后壁。

腭扁桃体：嵌于腭窝内口咽侧壁的两个结构。

舌扁桃体：舌后1/3表面上的成对结构。

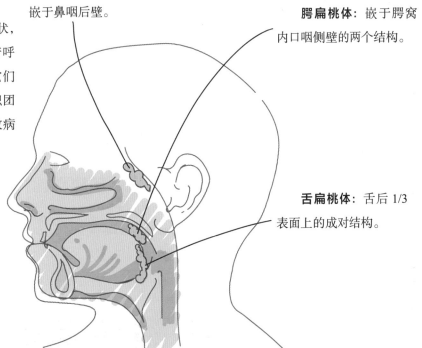

脾

脾是人体最大的淋巴器官，位于人体左上部和膈肌下方。它有一层致密结缔组织被膜，后者将小梁伸入脾内。脾组织分为白髓和红髓。

白髓：由淋巴组织构成，淋巴细胞和巨噬细胞环绕着中央动脉。白髓中的淋巴细胞所起的作用与其他部位的淋巴组织很相似。脾巨噬细胞可摧毁血源性微生物。

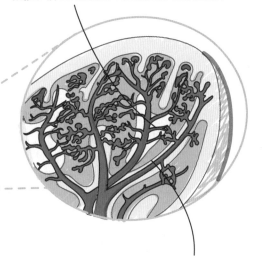

脾位于左上腹，血管丰富。

红髓：由富含血细胞的窦和脾索组成。脾索含有红细胞、巨噬细胞、淋巴细胞、浆细胞和粒细胞。红髓能清除老的红细胞和血小板，也能储存血小板，以备需要时释放。

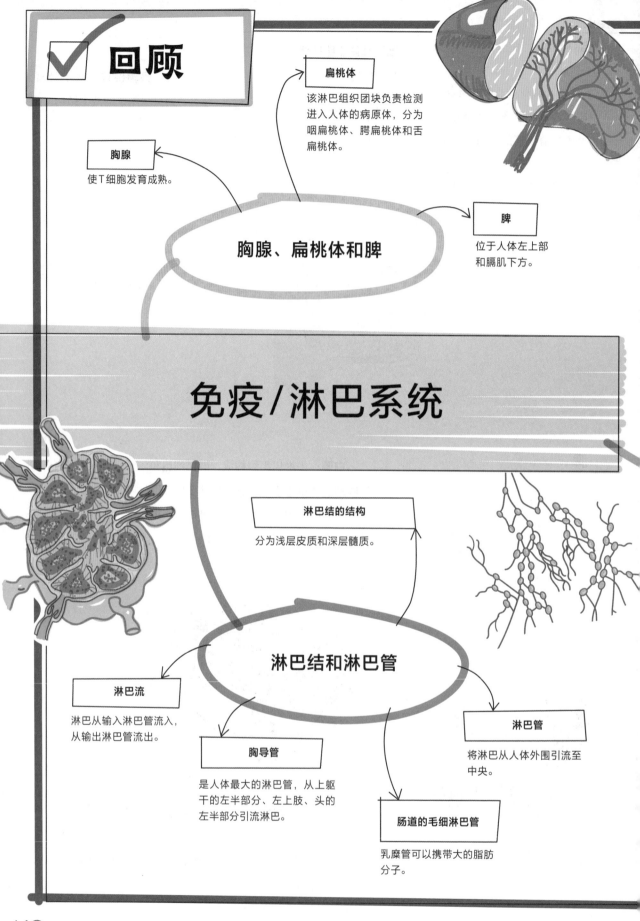

回顾

胸腺、扁桃体和脾

扁桃体
该淋巴组织团块负责检测进入人体的病原体，分为咽扁桃体、腭扁桃体和舌扁桃体。

胸腺
使T细胞发育成熟。

脾
位于人体左上部和膈肌下方。

免疫/淋巴系统

淋巴结和淋巴管

淋巴结的结构
分为浅层皮质和深层髓质。

淋巴流
淋巴从输入淋巴管流入，从输出淋巴管流出。

胸导管
是人体最大的淋巴管，从上躯干的左半部分、左上肢、头的左半部分引流淋巴。

淋巴管
将淋巴从人体外围引流至中央。

肠道的毛细淋巴管
乳糜管可以携带大的脂肪分子。

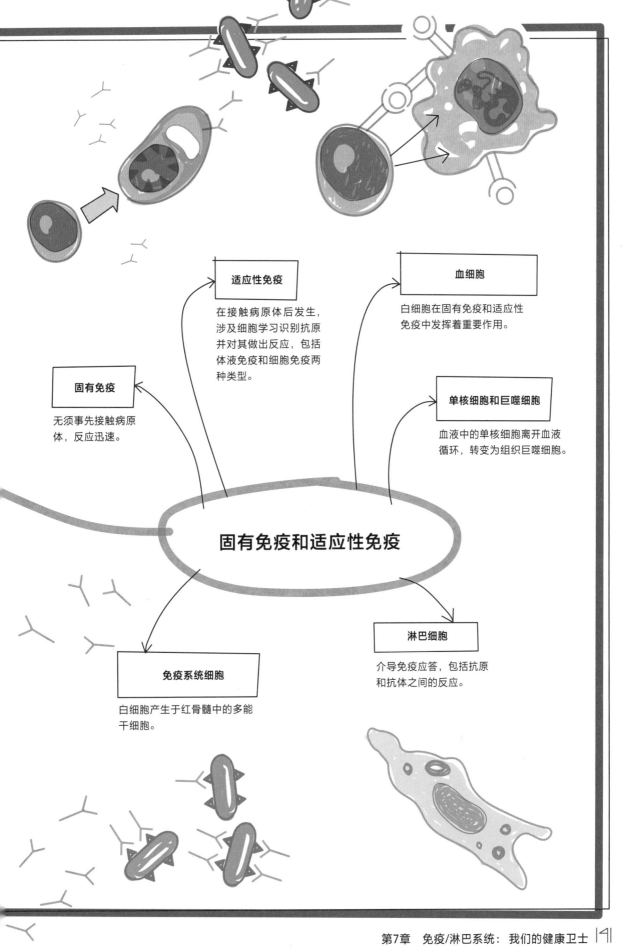

适应性免疫

在接触病原体后发生,
涉及细胞学习识别抗原
并对其做出反应,包括
体液免疫和细胞免疫两
种类型。

血细胞

白细胞在固有免疫和适应性
免疫中发挥着重要作用。

固有免疫

无须事先接触病原
体,反应迅速。

单核细胞和巨噬细胞

血液中的单核细胞离开血液
循环,转变为组织巨噬细胞。

固有免疫和适应性免疫

免疫系统细胞

白细胞产生于红骨髓中的多能
干细胞。

淋巴细胞

介导免疫应答,包括抗原
和抗体之间的反应。

呼吸系统：
一呼一吸间的奥秘

呼吸系统主要负责血液和外部环境之间的气体交换。因此，我们的肺通过肺循环获得丰富的血液供应，肺毛细血管床每分钟输送 5 升血液用于气体交换。丰富的血流在吸入空气的 1/2 000 毫米范围内通过。

呼吸系统的其他功能还包括：嗅觉，发声，维持体温（体温调节）和控制酸碱平衡。

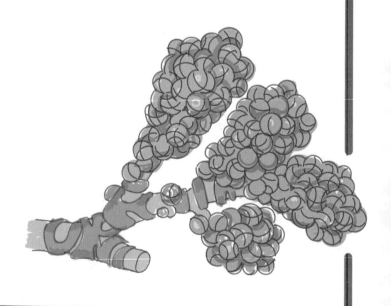

呼吸系统

呼吸系统由鼻腔、鼻咽、喉、气管和支气管，以及逐渐变小直达肺泡的气道组成。

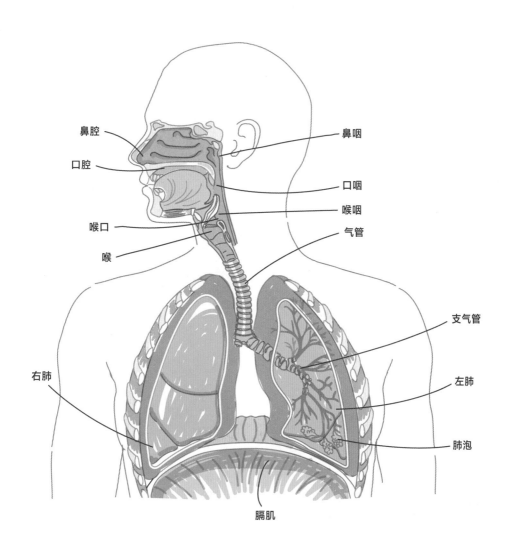

鼻腔

口腔

喉口

喉

右肺

鼻咽

口咽

喉咽

气管

支气管

左肺

肺泡

膈肌

呼吸系统中的气流

吸入的空气通过鼻上皮后，变得温暖和湿润。接着，空气进入**鼻咽**和**口咽**，之后进入**喉口**。喉口能在我们吞咽和进食时关闭，因为食物、液体和空气的通道在喉口附近交叉。

空气从喉内向下进入气管。**气管**在胸部中央分支成**主支气管**。气道继续分支多达23次，直至抵达**肺泡**。气体交换在葡萄状肺泡的壁上进行。

鼻腔和鼻旁窦

鼻腔内有黏膜，可以让吸入的空气变得温暖和湿润，还可以过滤灰尘、花粉和微生物。鼻腔顶部有嗅上皮，用于感知气味。

鼻的结构

鼻由外鼻和鼻腔构成。鼻前有**鼻孔**，鼻后有开口（鼻后孔），并与鼻咽连通。

外鼻由骨质基底（**鼻骨**和**上颌骨**）和前部柔韧的透明（玻璃样）软骨（**鼻侧软骨**、**鼻中隔软骨**和**鼻翼软骨**）构成，外部覆盖着皮肤，内部覆盖着非角化复层扁平上皮。

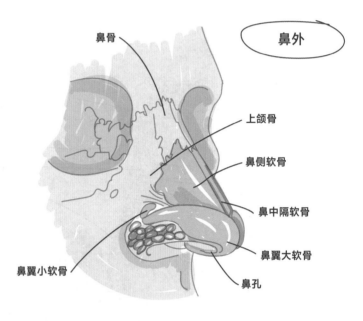

鼻外

鼻骨

上颌骨

鼻侧软骨

鼻中隔软骨

鼻翼大软骨

鼻孔

鼻翼小软骨

鼻内

嗅上皮

蝶窦

额窦

鼻咽

鼻腔

下鼻甲

上鼻甲

中鼻甲

前庭

口咽

鼻腔

鼻腔被鼻中隔平均分成两部分，由鼻中隔软骨、筛骨和犁骨组成。鼻腔主要是空气的传输通道，但其上部是感觉通道。

嗅上皮是一种特殊的感觉组织，位于鼻腔顶部的筛骨板和相邻的上鼻甲上。

鼻腔的起始部分被称为**前庭**，随着年龄的增长会长出毛发。

鼻腔外侧壁

鼻腔外侧壁由被黏膜覆盖的骨（鼻骨、泪骨、筛骨、下鼻甲、上颌骨、腭骨和蝶骨）组成。

鼻腔外侧壁上的三个隆起，即**上鼻甲**、**中鼻甲**、**下鼻甲**（见第 146 页"鼻内"），增加了可让空气变得温暖湿润的表面积。鼻甲（或称鼻甲骨）在吸入的空气中引入湍流，帮助鼻腔排出灰尘。

鼻腔外侧壁与额窦、上颌窦、筛窦相通；鼻泪管也与外侧壁相通，从内眼角把多余的泪液排出去（见下文）。

鼻旁窦

鼻旁窦是颅骨内与鼻腔相连的含气空腔。我们还不确定它有什么功能，但鼻旁窦可能会减轻颅的重量或增加声音的共鸣。

额窦：位于眶内侧上方的额骨内。

蝶窦：位于颅底的蝶骨内，垂体下方（深部）。

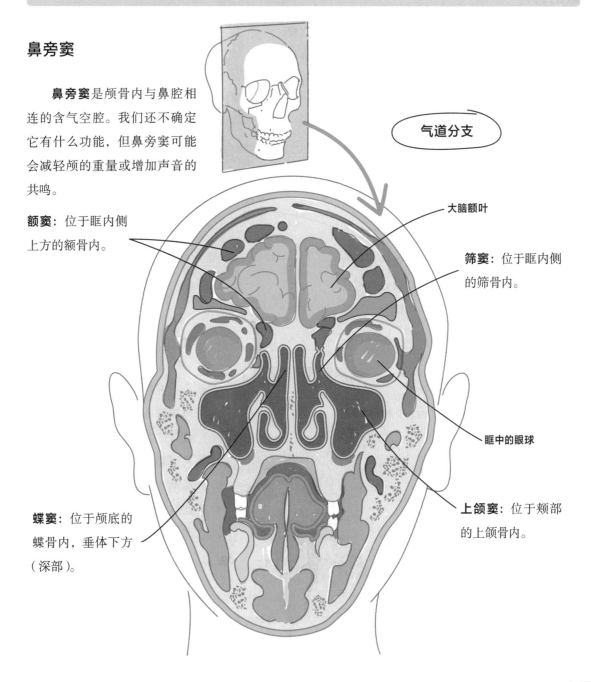

气道分支

大脑额叶

筛窦：位于眶内侧的筛骨内。

眶中的眼球

上颌窦：位于颊部的上颌骨内。

第8章　呼吸系统：一呼一吸间的奥秘　**147**

喉

喉通常也被称为声匣。它的功能是在吞咽时闭合，以免水和食物被吸入气道，以及发音。

喉的结构

喉有软骨骨架。

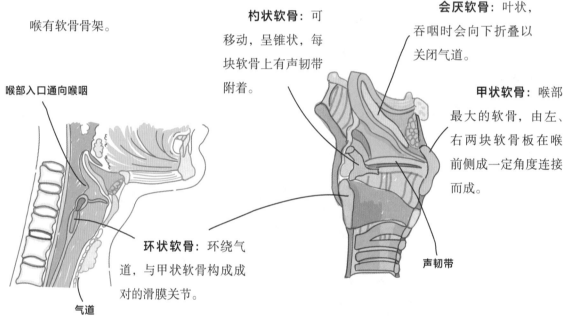

喉部入口通向喉咽

杓状软骨：可移动，呈锥状，每块软骨上有声韧带附着。

会厌软骨：叶状，吞咽时会向下折叠以关闭气道。

甲状软骨：喉部最大的软骨，由左、右两块软骨板在喉前侧成一定角度连接而成。

声韧带

环状软骨：环绕气道，与甲状软骨构成成对的滑膜关节。

气道

吞咽

吞咽时喉会闭合。喉口由会厌和成对的**杓状会厌襞**围成，其中杓状会厌襞从会厌一直延伸到杓状软骨。吞咽时，杓状软骨上升，会厌下降并弯曲，关闭喉口。杓状会厌襞内的肌肉（杓会厌肌）与杓状软骨之间的肌肉（**杓横肌**和**杓斜肌**）能关闭喉口。

喉部气道的肌肉

杓状会厌襞

杓横肌

杓斜肌

环甲关节

声带

声带振动从而发出声音。**声韧带**从杓状软骨延伸到甲状软骨的背侧。每条声韧带都由一层黏膜覆盖，形成**声带**。可活动的杓肌和声带共同作用，让空气在它们之间流动，进而产生振动和发出声音。

环甲关节调节声带的张力。甲状软骨前倾至环状软骨，可增加声韧带和声襞的张力。这样一来，当声襞振动时，声音的音调就会提高。

气管、支气管和肺

气管起于喉的下端，一路向下进入胸腔。喉和支气管都由软骨、平滑肌和结缔组织构成，赋予气道以弹性。

气管的结构

气管由 16~20 块马蹄形软骨和柔软的平滑肌后壁（**气管肌**）组成。气管起于环状软骨，在胸部产生分支。

柔软的气管后壁与食管相连，两者一起穿过胸廓入口（以第一肋为界）的狭窄空间。当我们吞咽大块食团（咀嚼过的团状食物）时，食管在胸廓入口处扩大，气管的柔软后壁被向前推，以免食物卡在胸廓入口处。

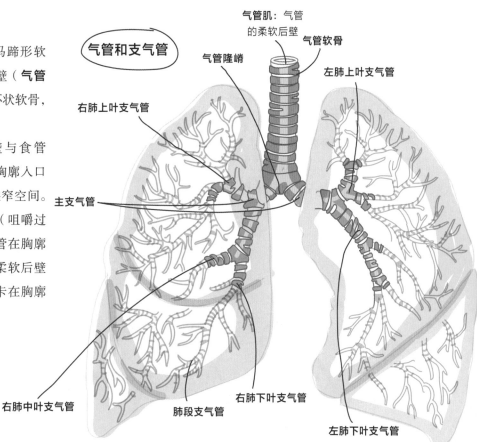

气管和支气管

气管肌：气管的柔软后壁
气管软骨
气管隆嵴
左肺上叶支气管
右肺上叶支气管
主支气管
右肺中叶支气管
肺段支气管
右肺下叶支气管
左肺下叶支气管

支气管的结构

气管在胸部分成两条主**支气管**。气管分支处内部有一个叫作**隆嵴**的尖脊，对异物非常敏感。当吸入灰尘和异物时会引起咳嗽反射，这是一种爆发性的呼气动作，能把空气和异物排出气道。

主支气管的分支是**肺叶支气管**：左肺有上叶支气管、下叶支气管，右肺有上叶支气管、中叶支气管、下叶支气管。肺叶支气管的分支是**肺段支气管**，供应由结缔组织隔膜分隔开的各个肺区。

支气管要分支 23 次，才能抵达进行气体交换的微小气囊——肺泡。

支气管壁由软骨和平滑肌加固，以免在空气被急速吸入肺部时塌陷。

肺的结构

气道的最终分支通向 4.8 亿个葡萄状肺泡，并在那里进行气体交换。**肺泡**是微小的气囊，血液供应丰富，壁薄。它们的表面积加起来相当于一个网球场大小。

肺被肺裂分为多个肺叶。**右肺**有三个肺叶（上叶、中叶、下叶），由**水平裂**和**斜裂**分隔开来。

左肺有两个肺叶（上叶、下叶），由斜裂分隔开来。

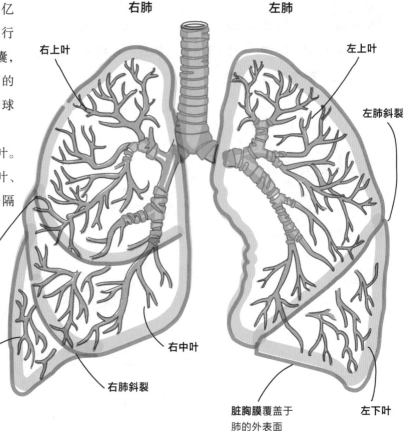

肺叶和肺裂

右肺　　　　　　　左肺

右上叶

右肺水平裂

右下叶

右中叶

右肺斜裂

左上叶

左肺斜裂

左下叶

脏胸膜覆盖于肺的外表面

颈胸膜

肋胸膜

纵隔胸膜

膈胸膜

胸膜

肺被**胸膜**包裹着，这些胸膜被覆于胸壁内面（**壁胸膜**），覆盖住肺（**脏胸膜**，或称**肺胸膜**）。胸膜是一个低摩擦界面，使肺能在胸腔内自由扩张。

壁胸膜分为**肋胸膜、纵隔胸膜、颈胸膜**和**膈胸膜**。

壁胸膜有痛觉，但脏胸膜没有。

肺泡的结构和肺泡细胞

肺泡是以扁平上皮为内衬的葡萄状中空结构。**肺泡囊**是指两个或多个肺泡的共同开口。

肺泡壁包含两种类型的细胞。

Ⅰ型肺泡细胞是形成肺泡内衬的扁平上皮细胞，结构单一。

Ⅱ型肺泡细胞比Ⅰ型细胞数量多，位于Ⅰ型细胞之间。Ⅱ型呈圆形或立方形。

Ⅱ型肺泡细胞分泌一种叫作**表面活性物质**的脂质液，它是磷脂和脂蛋白的混合物。表面活性物质能降低肺泡内液体的表面张力，以免我们呼气时肺泡塌陷。

肺泡周围有弹性纤维，以防肺泡过度膨胀；肺泡孔连通相邻的肺泡，起到平衡压力的作用。

肺泡巨噬细胞是一种吞噬细胞，存在于肺泡腔中，负责吞噬灰尘和碎片。每小时有200万个"吃饱"的死亡肺泡巨噬细胞，被支气管纤毛扫动到喉部并被排出。

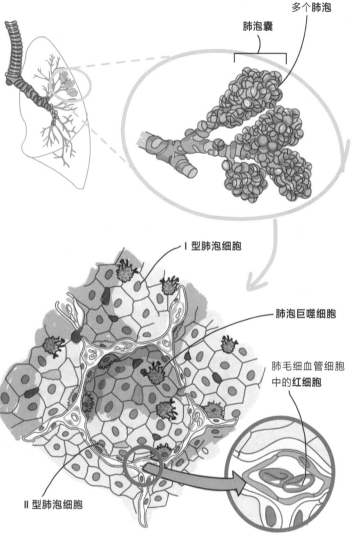

一个肺泡囊内有多个肺泡

肺泡囊

Ⅰ型肺泡细胞

肺泡巨噬细胞

肺毛细血管细胞中的**红细胞**

Ⅱ型肺泡细胞

肺泡和气体交换

肺泡的主要作用是气体交换。肺泡腔与血流之间的距离仅为1/2 000毫米，大约是一张纸厚度的1/15。

气体（氧气和二氧化碳）必须通过由以下组分构成的呼吸膜扩散：

* Ⅰ型肺泡细胞

* 由肺泡和肺毛细血管融合而成的基膜

* 毛细血管内皮

氧气从肺泡扩散至血液，二氧化碳则从血液扩散至肺泡。这两种运动都靠肺泡—动脉血氧分压差实现。

肺泡发育

只有当我们第一次呼吸时，肺泡才开始发挥作用，但它们必须为早产做好准备。孕期的前24周内，胎儿都没有肺泡。表面活性物质在孕期的第26周才开始产生，因此只有第26~30周出生的早产儿才可能独立存活下来。肺泡壁直到胎儿足月时才会变薄。

鼻旁窦

含气空腔，与鼻腔相连。

鼻腔和鼻旁窦

嗅上皮

鼻腔顶部的感觉组织，把嗅觉信息传递给位于颅腔的嗅球。

鼻的结构

鼻由外鼻和鼻腔构成，外鼻是肉质的。鼻腔可使吸入的空气变得温暖和湿润，以保护肺部。

呼吸系统

喉的结构

喉由通过韧带连接的软骨及关节构成。

吞咽

吞咽时，会厌将喉口关闭。

喉

声带

可共同作用，产生振动，发出声音。

喉肌

分为保护气道的肌肉（比如杓会厌肌），以及能移动和绷紧声带的肌肉（比如环甲肌）。

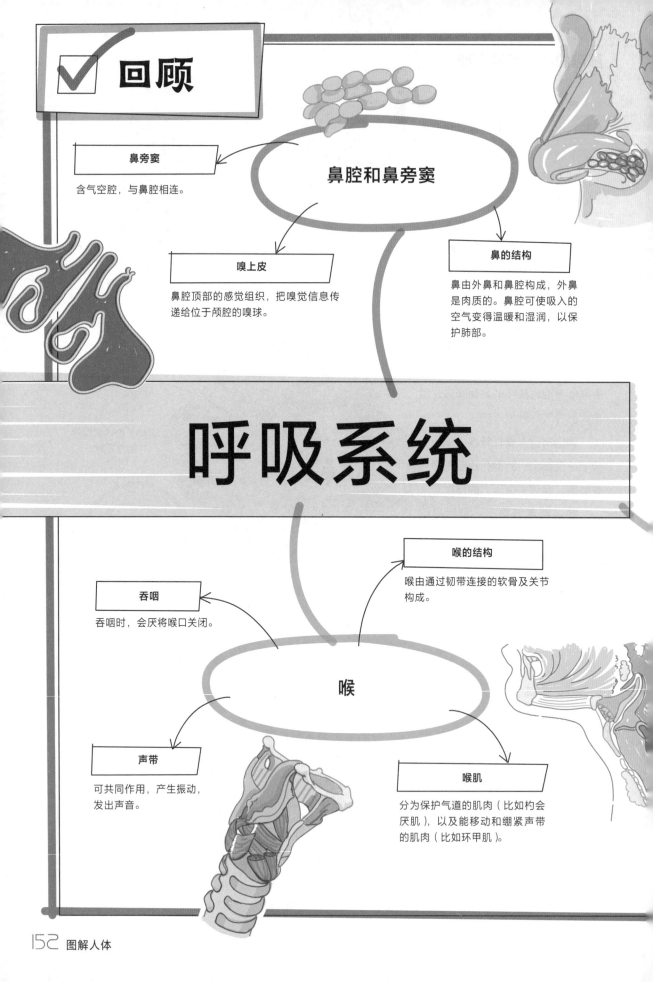

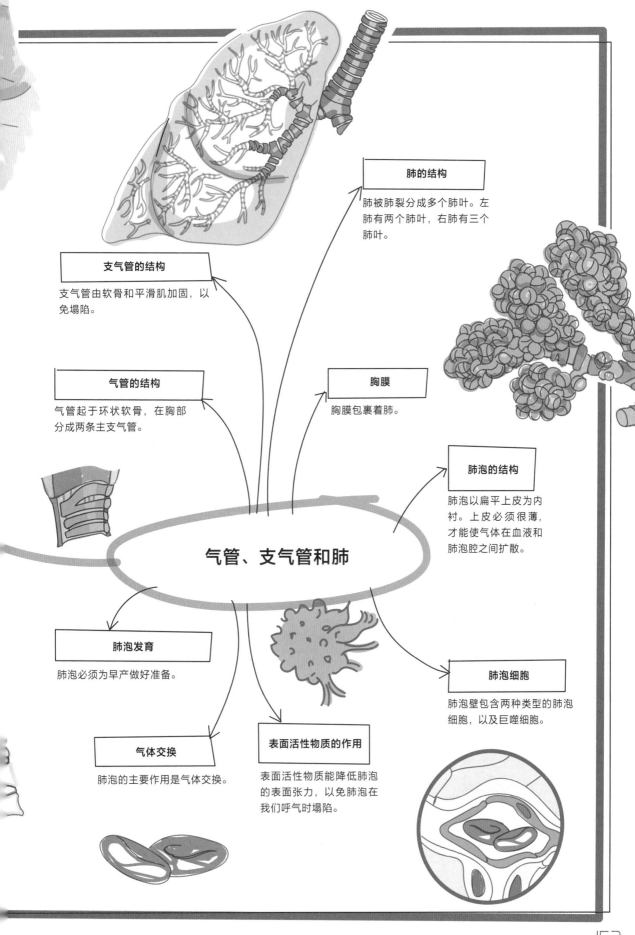

肺的结构

肺被肺裂分成多个肺叶。左肺有两个肺叶，右肺有三个肺叶。

支气管的结构

支气管由软骨和平滑肌加固，以免塌陷。

气管的结构

气管起于环状软骨，在胸部分成两条主支气管。

胸膜

胸膜包裹着肺。

肺泡的结构

肺泡以扁平上皮为内衬。上皮必须很薄，才能使气体在血液和肺泡腔之间扩散。

气管、支气管和肺

肺泡发育

肺泡必须为早产做好准备。

肺泡细胞

肺泡壁包含两种类型的肺泡细胞，以及巨噬细胞。

气体交换

肺泡的主要作用是气体交换。

表面活性物质的作用

表面活性物质能降低肺泡的表面张力，以免肺泡在我们呼气时塌陷。

第 9 章

消化系统：
身体的能量供应站

消化系统从摄入的食物中汲取营养，同时保护人体免受可能随食物一同摄入的入侵者的损害。消化系统包括消化管及相关的外分泌腺：唾液腺，肝，胰腺外分泌部。消化管也为天然肠道菌群提供了保护环境，肠道菌群为人体供应多种维生素和多达 10% 的营养素。

消化管会暴露于从外部环境摄入的病原体，因此消化管壁含有大量的免疫系统细胞（淋巴小结）。一些用于消化的化学物质（比如胆盐）会被肝循环利用。

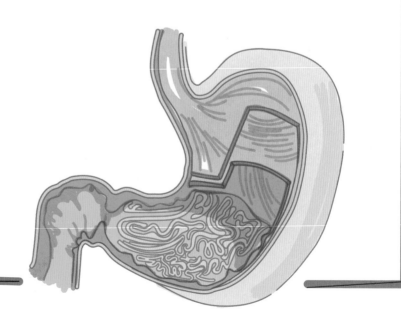

长长的消化管

消化管有 4 种功能：摄食，消化，吸收，排泄或排便。

消化管通过在口腔、口咽的吞咽及食管有节奏的蠕动，把食物推至大肠处。

糖、氨基酸和脂肪酸等小分子在门静脉中被吸收，门静脉与肝脏相连。大的脂肪分子进入绕过肝脏的肠淋巴管（乳糜管）。

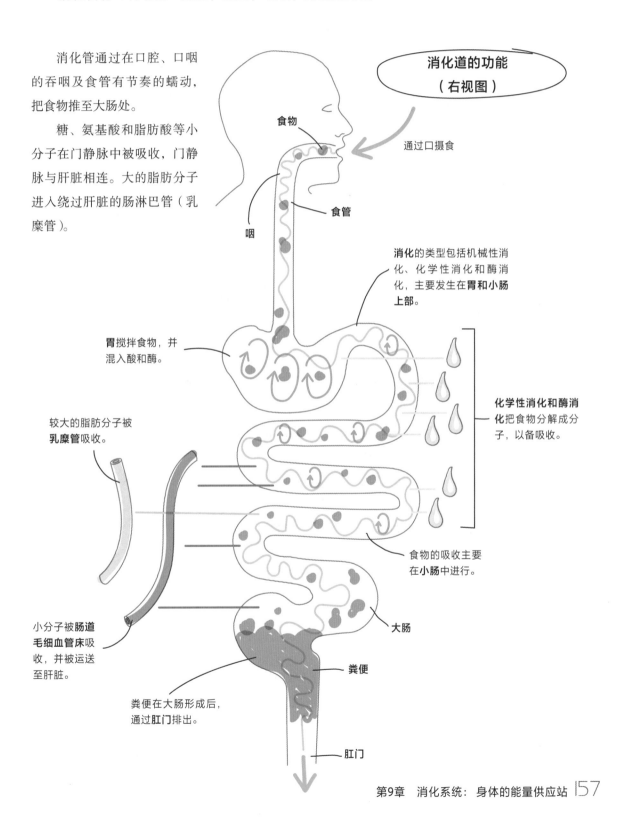

消化道的功能
（右视图）

食物

通过口摄食

食管

咽

消化的类型包括机械性消化、化学性消化和酶消化，主要发生在**胃和小肠上部**。

胃搅拌食物，并混入酸和酶。

化学性消化和酶消化把食物分解成分子，以备吸收。

较大的脂肪分子被**乳糜管**吸收。

食物的吸收主要在**小肠**中进行。

小分子被**肠道毛细血管床**吸收，并被运送至肝脏。

大肠

粪便

粪便在大肠形成后，通过**肛门**排出。

肛门

唾液腺

唾液提供液体，把经过咀嚼的食物变成食团（球状食物），在吸吮过程中提供液封，为味觉感受器溶解味道分子，还含有淀粉消化酶。

人体有大唾液腺和小唾液腺。**大唾液腺**包括腮腺、下颌下腺和舌下腺，它们都是肉眼可见的且注入口腔的腺体。**小唾液腺**在显微镜下可见，它们分布在口腔黏膜和下层结缔组织中。

舌下腺

舌下腺位于舌下，与下颌骨内侧的**舌下腺**凹相连。舌下腺有8~20条**舌下腺管**，直接开口于口腔底部或下颌下腺管。

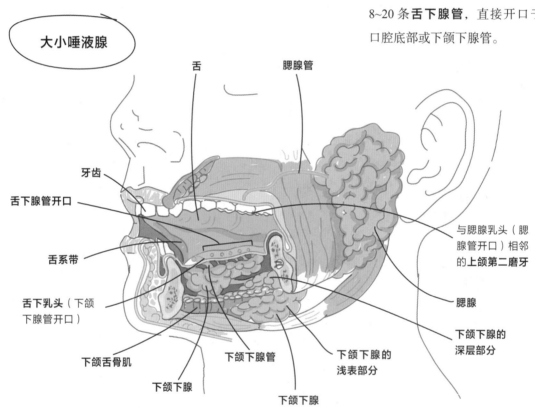

大小唾液腺

舌　　　腮腺管

牙齿

舌下腺管开口

舌系带

舌下乳头（下颌下腺管开口）

下颌舌骨肌　　下颌下腺管　　下颌下腺的浅表部分

下颌下腺　　　下颌下腺

与腮腺乳头（腮腺管开口）相邻的上颌第二磨牙

腮腺

下颌下腺的深层部分

腮腺

腮腺位于外耳的前下方。**腮腺管**把唾液从腮腺输送到口腔。腮腺终止于靠近上颌第二磨牙齿冠的**腮腺乳头**。用舌尖很容易就能感觉到这个隆凸。面神经及其末梢分支穿过腮腺。

下颌下腺

下颌下腺分为浅表部分和深层部分，由构成口腔底部的**下颌舌骨肌**分隔开来。**下颌下腺管**把唾液从下颌下腺输送到口腔，它长约5厘米，开口于口腔底部的**舌下乳头**，位于**舌系带**基底部。在下颌角前侧2~3厘米处，我们可以摸到下颌下腺的浅表部分。

食管和胃

食管是一条把食物运送到胃的肌肉管。胃为蛋白质的化学性消化、物理性消化和酶消化提供空间,并利用自身的酸性环境杀死一些被摄入的微生物。

食管的结构

食管长约25厘米,从喉咽一直延伸到胃的贲门。它起于环状软骨下缘平面,在第十胸椎高度处穿过膈肌。

人体内的一些结构(咽下缩肌、主动脉弓、左主支气管和膈肌)会压迫食管,有可能减缓食物通过的速度。

胃的结构

胃是位于左上腹的肌肉袋。食管与胃的交界叫**贲门**,胃经幽门管排空进入十二指肠的第一部分,幽门管是胃的流出道。**贲门括约肌**位于食管和胃开口的连接处。

胃有两个壁(前壁和后壁)、两个缘或弯(大弯和小弯),以及两个孔(贲门和幽门)。幽门口周围环绕着**幽门括约肌**,幽门括约肌由环形平滑肌构成。空腹时,胃黏膜会形成**胃皱襞**。

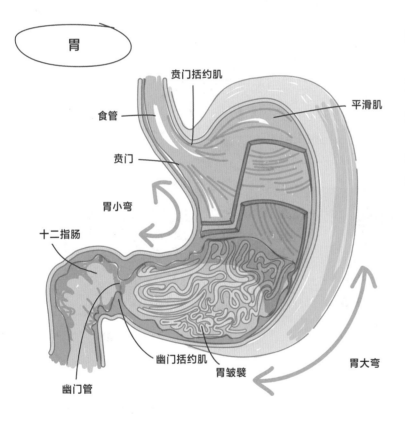

胃

贲门括约肌
食管
贲门
胃小弯
十二指肠
幽门括约肌
幽门管
胃皱襞
平滑肌
胃大弯

胃的功能

胃通过机械性消化、化学性消化和酶消化等方式处理食物。机械性消化是由胃壁的三层平滑肌(斜行肌、纵行肌、环形肌)搅拌引起的。化学性消化是由胃上皮的壁细胞或泌酸细胞产生的胃酸引起的。酶消化是由胃上皮的主细胞或胃酶细胞产生的胃蛋白酶引起的。

小肠和大肠

小肠是吸收大多数重要营养素（糖、氨基酸、核酸和脂肪）的部位。大肠主要负责吸收水和矿物质，形成粪便。

小肠的结构

小肠由十二指肠、空肠和回肠组成。

小肠黏膜，特别是十二指肠黏膜和空肠黏膜，呈环状皱褶排列，被称为**环行皱襞**。每处皱襞都有许多指状绒毛，每个上皮细胞表面都有细小的**微绒毛**。绒毛和环状皱褶都增加了黏膜的表面积，可以帮助吸收。上述三种结构都能增加表面积，促进吸收。

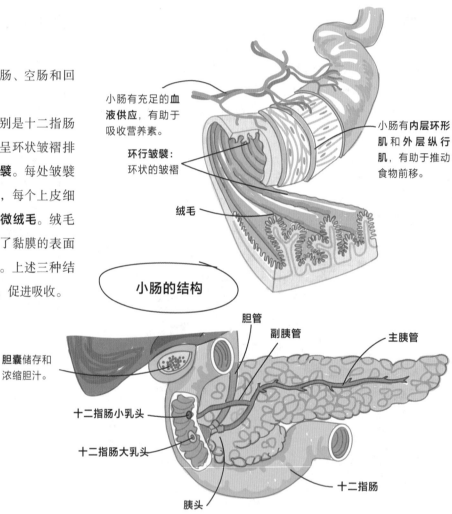

小肠有充足的**血液供应**，有助于吸收营养素。

环行皱襞：环状的皱褶

绒毛

小肠有**内层环形肌**和**外层纵行肌**，有助于推动食物前移。

小肠的结构

胆囊储存和浓缩胆汁。

胆管

副胰管

主胰管

十二指肠小乳头

十二指肠大乳头

胰头

十二指肠

十二指肠分为4个部分：上部、降部、水平部和升部。十二指肠第二部分（降部）的内侧壁可见两个乳头状隆起。

十二指肠大乳头位于幽门外8~10厘米处，是肝胰壶腹（或称法特壶腹）的开口。肝胰壶腹与**胆管**、**主胰管**相通。

十二指肠小乳头位于幽门外约6~8厘米处，是副胰管的开口。

空肠和**回肠**总长5~8米。

它们通过**肠系膜**悬挂在腹后壁上，肠系膜层之间有供应消化管的血液、淋巴和神经。

我们摄入高脂食物后，**胆囊**会把胆汁释放到十二指肠中。

大肠的结构

大肠的分布大致呈正方形，小肠被围在其中。成人的大肠长 1.5 米，从回肠末端（**回盲瓣**）一直延伸到肛门。大肠由**盲肠**、**升结肠**、**横结肠**、**降结肠**、**乙状结肠和肛直肠管**组成。

大肠与小肠的区别如下：
* 大肠的纵行平滑肌呈带状排列（**结肠带**），共三条。
* 结肠壁被结肠带折叠成囊状（**结肠袋**）。

* 大肠有**肠脂垂**（脂肪聚集而成的小突起），散布在其大部分的游离面上。

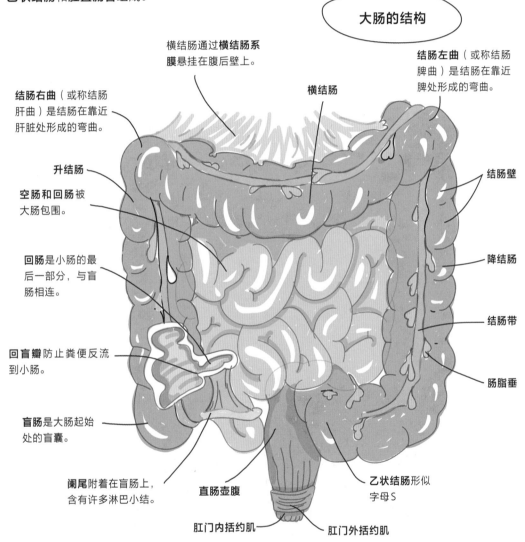

大肠的结构

横结肠通过**横结肠系膜**悬挂在腹后壁上。

横结肠

结肠左曲（或称结肠脾曲）是结肠在靠近脾处形成的弯曲。

结肠右曲（或称结肠肝曲）是结肠在靠近肝脏处形成的弯曲。

升结肠

空肠和回肠被大肠包围。

回肠是小肠的最后一部分，与盲肠相连。

回盲瓣防止粪便反流到小肠。

盲肠是大肠起始处的盲囊。

阑尾附着在盲肠上，含有许多淋巴小结。

直肠壶腹

肛门内括约肌

乙状结肠形似字母S

肛门外括约肌

结肠壁

降结肠

结肠带

肠脂垂

肛门

肛门是消化管的末端，被肛门内括约肌（不随意平滑肌）和肛门外括约肌（随意骨骼肌）围绕。

直肠壶腹是直肠下端的膨大部分，能在短时间内容纳粪便。当粪便到达肛门上方的直肠壶腹时，牵张感受器就会发出排便信号。

肛门外括约肌是骨骼肌，可控制粪便排出。**肛门内括约肌**是平滑肌，能把粪便挤压成不同的团块。

肝、胆囊和胰腺外分泌部

肝具有许多功能，包括储存糖原、制造血浆蛋白、生产尿素和胆盐等。胆囊中储存着胆汁，在有需要时释放。**胰腺外分泌部**分泌酶和中和剂。

肝的结构

肝位于右上腹，在右侧肋骨下方，分为两叶，中间由一条镰状韧带分隔开。

肝的基本显微结构是多角棱柱体（**肝小叶**）。

每个肝小叶从**门静脉**分支接收肠道血，从肝动脉的微动脉分支接收含氧血。这些分支进入**肝窦**，在肝板之间流动。

肝窦注入中央静脉，这些血液流到肝静脉和下腔静脉。肝细胞分泌胆汁，胆汁经**胆小管**流向**胆管**分支。

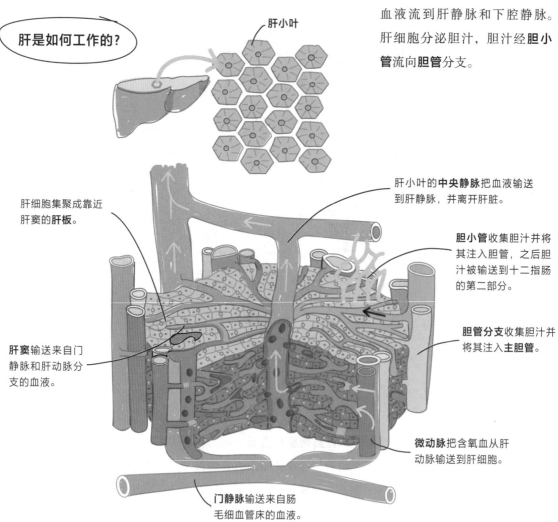

肝是如何工作的？

肝小叶

肝细胞集聚成靠近肝窦的**肝板**。

肝窦输送来自门静脉和肝动脉分支的血液。

肝小叶的**中央静脉**把血液输送到肝静脉，并离开肝脏。

胆小管收集胆汁并将其注入胆管，之后胆汁被输送到十二指肠的第二部分。

胆管分支收集胆汁并将其注入**主胆管**。

微动脉把含氧血从肝动脉输送到肝细胞。

门静脉输送来自肠毛细血管床的血液。

肝的功能

肝具有以下内分泌或代谢功能：

* 合成蛋白质（白蛋白、血小板生成素和血管紧张素原）
* 储存碳水化合物作为糖原
* 代谢脂肪
* 储存矿物质和维生素
* 产生凝血因子（纤维蛋白原、凝血因子Ⅱ、凝血因子Ⅶ、凝血因子Ⅸ和凝血因子Ⅹ）
* 为来自肠道的血液解毒（酒精、药物、食物中的细菌和真菌毒素）

肝细胞也分泌胆汁，并将其释放到十二指肠去乳化脂肪，帮助人体消化脂肪。

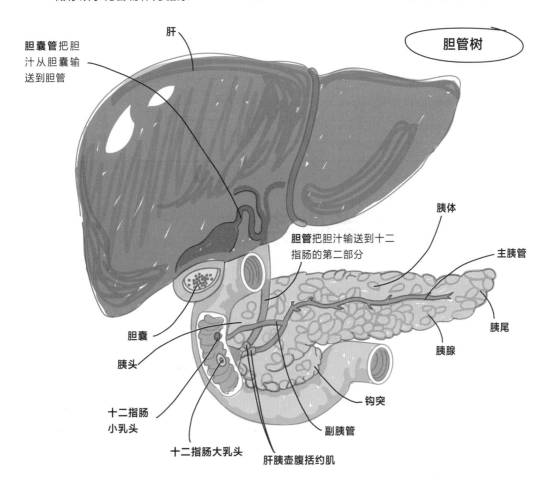

胆囊管把胆汁从胆囊输送到胆管

肝

胆管树

胰体

主胰管

胆管把胆汁输送到十二指肠的第二部分

胰尾

胰腺

胆囊

胰头

钩突

十二指肠小乳头

副胰管

十二指肠大乳头

肝胰壶腹括约肌

胰腺外分泌部

胰腺外分泌部由胰头、胰颈、胰体和胰尾组成。钩突从胰头的左下方处凸起。胰头被十二指肠包绕，胰管与十二指肠相通。

胰腺的导管包括主胰管和副胰管。**主胰管**与胆管相连，形成肝胰壶腹。肝胰壶腹开口于**十二指肠大乳头**处。肝胰壶腹括约肌控制血流。**副胰管**开口于**十二指肠小乳头**处。

胆道树

肝产生的胆盐储存在**胆囊**中，有需要时将其释放出来，乳化食物中的脂肪。

左、右肝管结合成一条肝总管，肝总管和**胆囊管**连接成胆管。

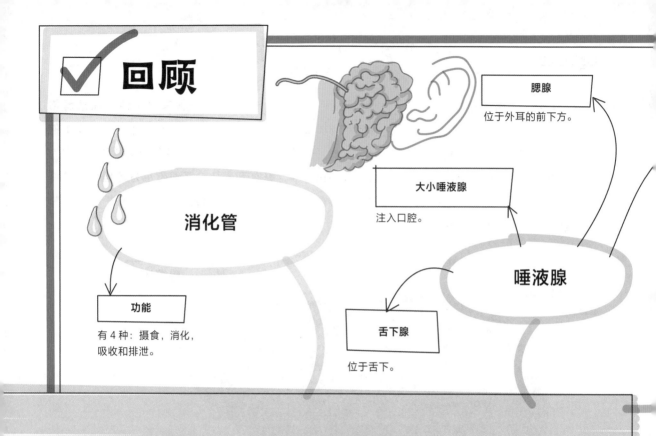

✓ 回顾

消化管

功能

有 4 种：摄食，消化，吸收和排泄。

腮腺

位于外耳的前下方。

大小唾液腺

注入口腔。

唾液腺

舌下腺

位于舌下。

消化系统

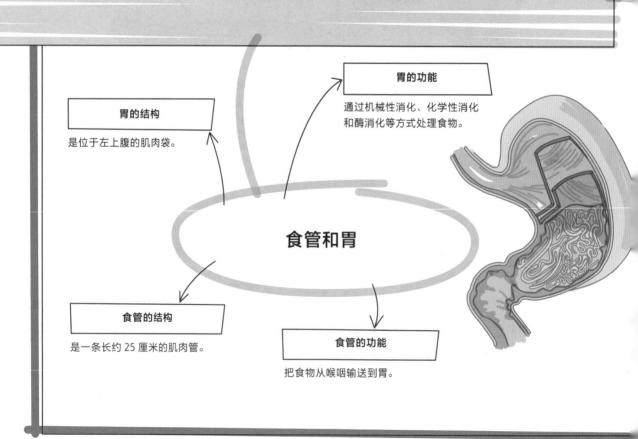

胃的结构

是位于左上腹的肌肉袋。

胃的功能

通过机械性消化、化学性消化和酶消化等方式处理食物。

食管和胃

食管的结构

是一条长约 25 厘米的肌肉管。

食管的功能

把食物从喉咽输送到胃。

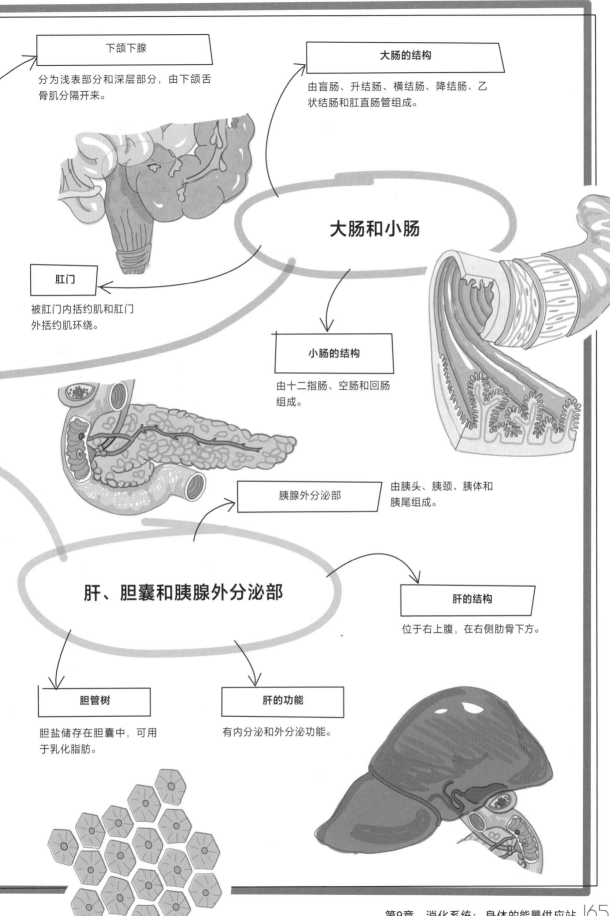

下颌下腺

分为浅表部分和深层部分，由下颌舌骨肌分隔开来。

大肠的结构

由盲肠、升结肠、横结肠、降结肠、乙状结肠和肛直肠管组成。

大肠和小肠

肛门

被肛门内括约肌和肛门外括约肌环绕。

小肠的结构

由十二指肠、空肠和回肠组成。

胰腺外分泌部

由胰头、胰颈、胰体和胰尾组成。

肝、胆囊和胰腺外分泌部

肝的结构

位于右上腹，在右侧肋骨下方。

胆管树

胆盐储存在胆囊中，可用于乳化脂肪。

肝的功能

有内分泌和外分泌功能。

第 10 章

泌尿系统:
不可忽视的"下水道"

泌尿系统的作用是将尿液和其他废物从人体内排出。尿路由位于腹后壁的两个肾、两条输尿管、一个膀胱和一条尿道组成。肾过滤血浆，但会立即把大部分血浆输送回血流中。

从成年早期到老年期，两个肾的重量会减少 30%，肾功能会减退 50%。尿液经输尿管流入膀胱，再从膀胱经尿道被排到体外。

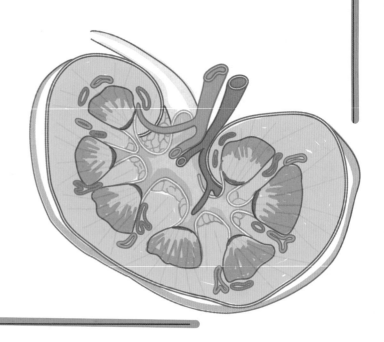

尿路

尽管肾的主要功能是从血液中提取含氮废物，但它还承担着许多其他任务。

尿路的功能

尿路有以下功能：

* 排出含氮废物、药物、胆红素、肌酐、尿酸和毒素
* 调节血液中的离子组分（钠离子、钾离子、氯离子）
* 调节血液pH值
* 调节血量
* 调节血压
* 调节血浆渗透压（每单位容积中溶解的颗粒浓度）
* 产生钙代谢的激素
* 制造促红细胞生成素
* 调节血糖

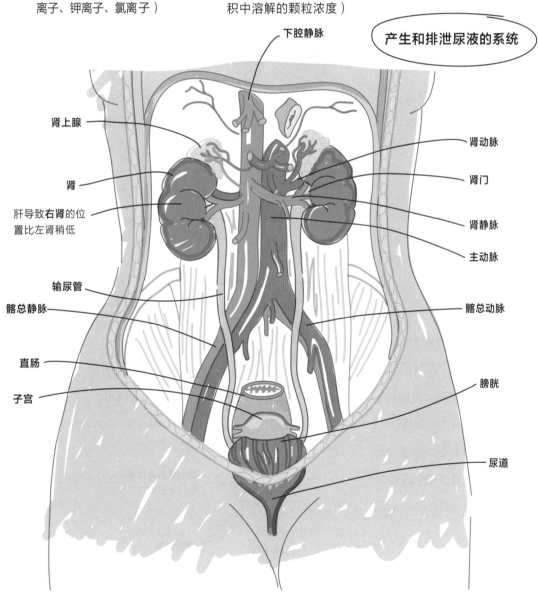

产生和排泄尿液的系统

下腔静脉

肾上腺

肾

肝导致**右肾**的位置比左肾稍低

输尿管

髂总静脉

直肠

子宫

肾动脉

肾门

肾静脉

主动脉

髂总动脉

膀胱

尿道

肾

两个肾位于腹膜腔后方的腹后壁，有充足的血液供应（占心输出量的 25%），
每天从血液中排出 12~20 克尿素。

肾的结构

每个肾都被**纤维囊**包裹着。内部可分为外层皮质和内层髓质。

输尿管：接收来自肾盂的尿液，离开肾门，下行至膀胱。

肾髓质：包含髓袢（或称亨勒袢）、肾锥体和肾乳头。

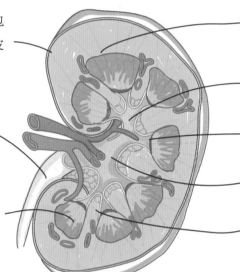

肾皮质：包含肾小体、近端肾小管、远端肾小管。

肾大盏：接收来自肾小盏的尿液。

肾小盏：接收来自肾乳头的尿液。

肾盂：接收来自肾大盏的尿液。

肾柱：肾皮质伸入肾髓质的部分。

肾的功能

肾的功能单位是肾单位，每个肾中约有 100 万个肾单位。

肾的三大功能是：

1. **过滤**血浆和溶质（在肾小体的肾小球中进行）

2. 对水和有用的溶质进行**重吸收**（在肾小管中进行）

3. 对废物、药物和毒素进行**排泌**（在肾小管中进行）

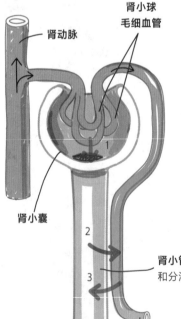

肾动脉

肾小球
毛细血管

肾小囊

肾小管是进行重吸收和分泌的部位。

通往静脉

肾小球滤液

女性每天的肾小球滤液（或称原尿）量为 150 升，男性为 180 升。肾小管发挥重吸收功能，把 99% 以上的滤液输送回血流，因此只有 1%（1~2 升）的滤液作为尿液被排出。

肾小球和肾小管的结构

每个**肾小体**包含一个有囊腔的**肾小囊**（或称**鲍曼囊**）和被足细胞覆盖的**肾小球毛细血管**。血浆经过肾小球过滤后进入肾小囊腔，之后进入近端肾小管。

肾小球滤液依次经过近端肾小管、髓袢、远端肾小管、集合管和乳头管，到达肾乳头顶端。

肾和肾小管

肾皮质

肾髓质

肾

输尿管

远端肾小管：负责药物的排泌。在抗利尿激素的作用下，它对水的通透性有所提高。

肾小球毛细血管

肾小囊

肾小囊腔

入球小动脉：把血液输送到肾小球毛细血管。

肾皮质

肾髓质

集合管和**乳头管**：吸收钠离子，排泄钾离子，收集尿液；在抗利尿激素的作用下，对水的通透性有所提高。醛固酮可以增加对钠离子和氯离子的重吸收。

近端肾小管：对水和有用溶质（比如葡萄糖、氨基酸、小分子肽、钠离子、钾离子、钙离子、氯离子、碳酸氢根离子和磷酸根离子）的重吸收贡献很大。

通往肾乳头和肾小盏

髓袢：能在肾锥体中形成浓度梯度，吸收 15% 的过滤水。

输尿管、膀胱和尿道

尿液经成对的输尿管沿腹后壁向下运送，储存在骨盆内的肌性膀胱中，再经位于人体中线的尿道排出。

输尿管

输尿管是一对将尿液从肾盂输送到膀胱的管道，位于腰大肌前面，越过骶髂关节进入骨盆。

膀胱

输尿管从膀胱三角区的两侧上角进入膀胱。膀胱是一个肌肉袋，可以膨胀到容纳1升尿液，也可以完全排空。

男性和女性的**膀胱壁**都由平滑肌（**逼尿肌**）构成，通过收缩排出尿液。膀胱壁内衬有变移上皮，能承受极限拉伸和松弛。尿液通过膀胱颈进入尿道，再通过尿道排出。

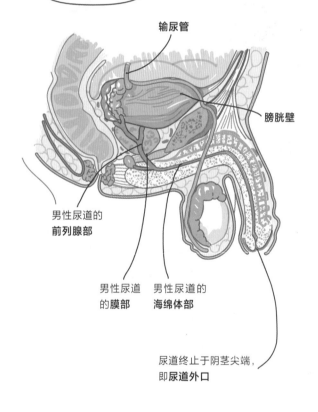

男性膀胱

输尿管

膀胱壁

男性尿道的**前列腺部**

男性尿道的膜部

男性尿道的**海绵体部**

尿道终止于阴茎尖端，即**尿道外口**

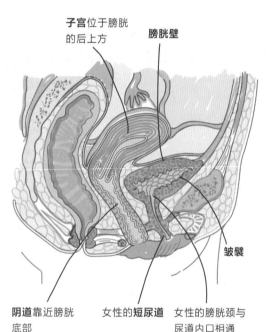

女性膀胱

子宫位于膀胱的后上方

膀胱壁

阴道靠近膀胱底部

女性的**短尿道**

女性的膀胱颈与尿道内口相通

皱襞

尿道

尿道从尿道内口延伸到尿道外口。**尿道内口**环绕着**尿道内括约肌**（不随意肌）。

男性和女性的尿道都穿过肌性**尿生殖膈**的**尿道外括约肌**（骨骼肌），但两性的尿道长度差异很大。

女性尿道只有 4 厘米长，从膀胱颈延伸到小阴唇之间的空隙。它穿过肌性尿生殖膈的尿道外括约肌（骨骼肌）。由于尿道较短，女性更易患尿路感染。

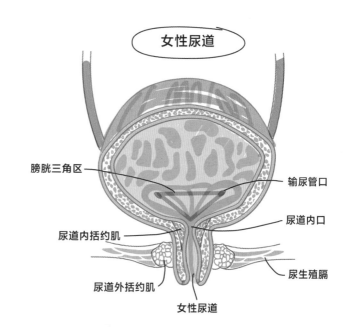

女性尿道

膀胱三角区

输尿管口

尿道内口

尿道内括约肌

尿道外括约肌

尿生殖膈

女性尿道

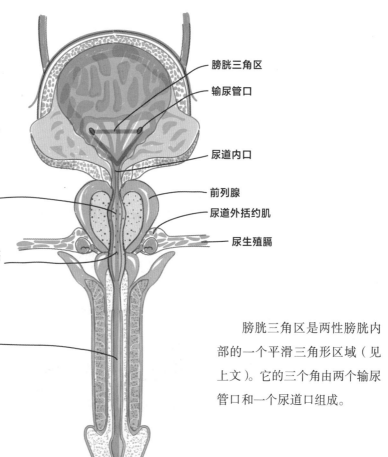

男性尿道

男性尿道长达 20 厘米，分为三个部分。

尿道前列腺部穿过前列腺中央。

尿道膜部穿过尿生殖膈的尿道外括约肌（骨骼肌）。

尿道海绵体部穿过阴茎球的勃起组织和尿道海绵体。

膀胱三角区

输尿管口

尿道内口

前列腺

尿道外括约肌

尿生殖膈

膀胱三角区是两性膀胱内部的一个平滑三角形区域（见上文）。它的三个角由两个输尿管口和一个尿道口组成。

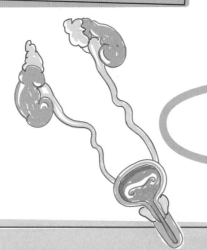

尿路的功能

有多种功能,包括过滤血浆、平衡酸碱度、调节血压,以及产生促进钙代谢和红细胞生成的激素。

尿路

泌尿系统

肾的功能

有三种功能:过滤,肾小管重吸收,肾小管排泄。

肾的结构

内部分为外层皮质和内层髓质。

肾

肾小管的结构

肾小球滤液流经近端肾小管、髓袢、远端肾小管、集合管和乳头管。

肾小体的结构

每个肾小体包含一个有囊腔的肾小囊和被足细胞覆盖的肾小球毛细血管。

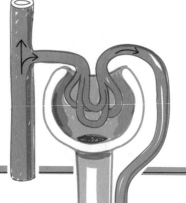

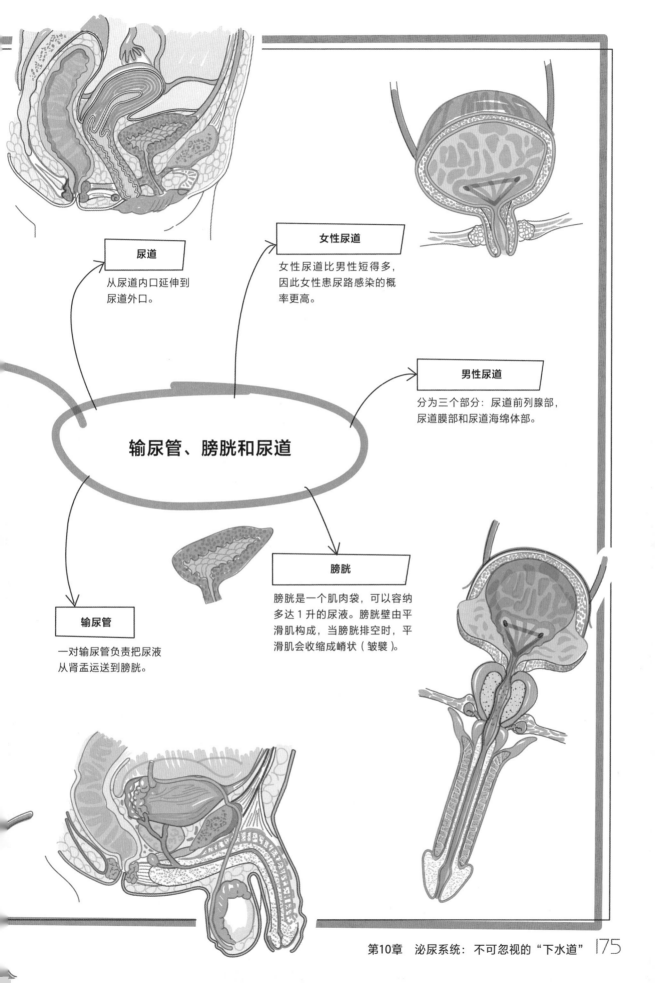

尿道

从尿道内口延伸到尿道外口。

女性尿道

女性尿道比男性短得多，因此女性患尿路感染的概率更高。

男性尿道

分为三个部分：尿道前列腺部，尿道膜部和尿道海绵体部。

输尿管、膀胱和尿道

膀胱

膀胱是一个肌肉袋，可以容纳多达1升的尿液。膀胱壁由平滑肌构成，当膀胱排空时，平滑肌会收缩成嵴状（皱襞）。

输尿管

一对输尿管负责把尿液从肾盂运送到膀胱。

第11章

生殖系统：
生命的繁衍和延续

在有性生殖中性细胞（配子）必须互相结合，这个过程叫作受精。性腺——睾丸和卵巢——产生配子和类固醇激素。这些激素会产生第二性征，比如，女性乳房发育、长出阴毛和腋毛，男性长出面毛、声音变得低沉、肌肉量增加。性激素中的雌激素、孕酮和睾酮也能调节性功能。

男性和女性的生殖道都有输送配子或胚胎的管状结构，以及支持配子或孕体的附属性腺。

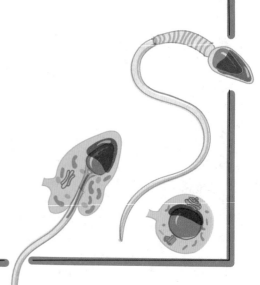

原始生殖细胞

早在出生前，我们就已经准备好可用于繁殖后代的细胞了。女性体内产生的卵子（女性生殖细胞）数量在她们出生前就确定了。

产生配子的原始生殖细胞在胚胎发育早期就同人体的其他细胞分隔开。这些细胞存在于生殖腺嵴中，生殖腺嵴于孕期第5周形成，在原始中肾旁。因此，男性和女性的性腺最初都位于腹后壁上部。

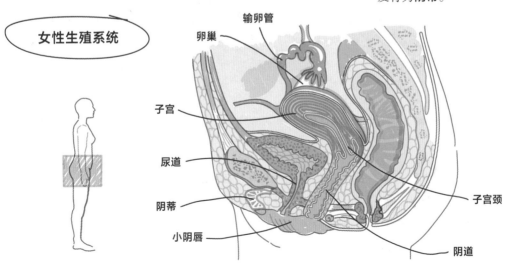

男性生殖系统

精囊

前列腺

输精管

阴茎头

睾丸

阴囊

阴茎球

尿道球腺

男性有X和Y染色体各一条，女性有两条X染色体。男性的发育是由一个叫作**SRY**（Y染色体性别决定区）的Y染色体基因决定的。

在孕晚期，男性性腺（**睾丸**）通常会降入**阴囊**，而女性性腺（**卵巢**）只降至盆腔侧壁。

胎儿在子宫内发育的前8周，两性的外生殖器没有什么不同。从第10周开始，男性的生殖结节发育为**阴茎**，而女性的生殖结节发育为**阴蒂**。

女性生殖系统

输卵管

卵巢

子宫

尿道

阴蒂

小阴唇

子宫颈

阴道

男性生殖系统

男性生殖系统包括：产生精子的睾丸，输送精子的输精管，分泌精液的附属性腺，以及把精液输入女性生殖道的阴茎。

睾丸和附睾

睾丸和附睾在悬挂于下腹的阴囊中，以保持凉爽。

输精管：把精子从附睾运送到膀胱底部。输精管可以在睾丸上方被切开（输精管结扎术），阻止精细胞射精（见下文）。

蔓状静脉丛：在睾丸动脉血到达睾丸之前使它冷却。

附睾头的小管

睾丸输出小管：把精子从睾丸网运送到附睾头的小管，也就是精子发育成熟的场所。

睾丸白膜：包在睾丸表面的致密结缔组织膜。它将小隔伸入睾丸内部，把睾丸分成小叶。

睾丸鞘膜：双层囊，部分包绕睾丸和附睾。鞘膜腔内有一层液体薄膜。

睾丸网：精子在进入睾丸输出小管之前要穿过的小管网。

生精小管：高度盘曲的小管（每个睾丸小叶内最多有4条），在后上方汇聚变成直精小管，进而形成网状结构（睾丸网）。

附睾管：穿过附睾头、附睾体和附睾尾之后，转变为输精管。

输精管

输精管长45厘米，把精子从附睾尾运送至膀胱底部，在那里每条输精管都会膨大成壶腹。每条输精管在精索中上升，精索也为睾丸和附睾供应血液和神经。输精管经腹股沟管进入腹部。每条输精管与精囊管会合成射精管，射精管的开口位于尿道前列腺部。

阴茎

阴茎是一个勃起器官，在性唤起时会充血和变硬。它有三个海绵体，分为附着在骨盆上的阴茎根和自由悬挂的阴茎体。

阴茎根的成对**阴茎脚**延伸至阴茎体，形成**阴茎海绵体**。

阴茎根的单个**阴茎球**延伸至阴茎体，形成**尿道海绵体**。尿道海绵体部穿过阴茎球中心，在远端膨大为**阴茎头**，未做包皮环切术的男性的阴茎头被包皮覆盖。

附属性腺

前列腺环绕着**尿道前列腺部**，一对射精管从中穿过。前列腺分泌物包括：

* 柠檬酸，它是精子的能量来源
* 蛋白酶，可分解来自精囊的凝血蛋白
* 精浆，它是一种能消灭细菌的抗生素

精囊位于膀胱底后方，其分泌物是碱性的，包括：

* 果糖，为精子提供能量
* 前列腺素，提高精子活力，协助运送精子
* 凝血蛋白，在射精后使精液凝固，并使精子紧贴子宫颈

尿道球腺的排泄管开口于尿道海绵体部的球内窝。在性唤起时，它能分泌一种碱性黏液，可清洁尿道，以及在性交时起到润滑作用。

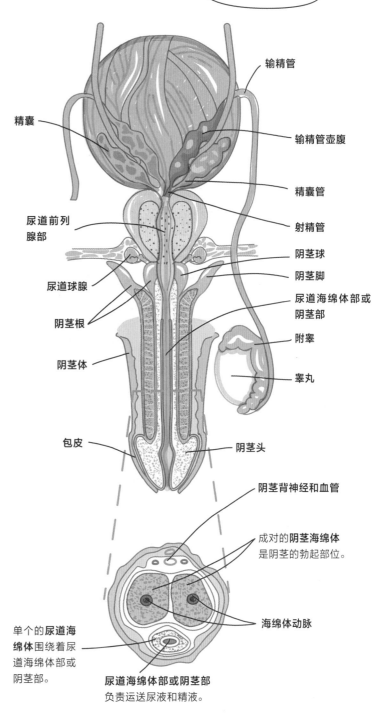

阴茎和腺体

输精管
输精管壶腹
精囊管
射精管
阴茎球
阴茎脚
尿道海绵体部或阴茎部
附睾
睾丸
阴茎头

精囊
尿道前列腺部
尿道球腺
阴茎根
阴茎体
包皮

阴茎背神经和血管
成对的**阴茎海绵体**是阴茎的勃起部位。
海绵体动脉
单个的**尿道海绵体**围绕着尿道海绵体部或阴茎部。
尿道海绵体部或阴茎部负责运送尿液和精液。

睾丸和精子发生

睾丸不仅产生精子（精细胞），还通过**睾丸间质细胞**产生雄激素睾酮。为了达到最佳的精子发生效果，睾丸的温度必须保持在34~35摄氏度。

成对的睾丸悬挂在阴囊中，以便保持最佳温度。天气寒冷时，阴囊的肉膜肌（平滑肌）或附着在精索上的睾提肌（骨骼肌）能提升睾丸，使其更靠近温暖的腹部。炎热的天气则会使这两种肌肉松弛，这样睾丸就会悬挂在离躯干较远的位置。

从腹腔流向睾丸的血液也需要冷却。睾丸动脉的温热血液在冷却后，进入睾丸静脉温度更低的回流血液中。睾丸静脉在动脉周围形成蔓状静脉丛。

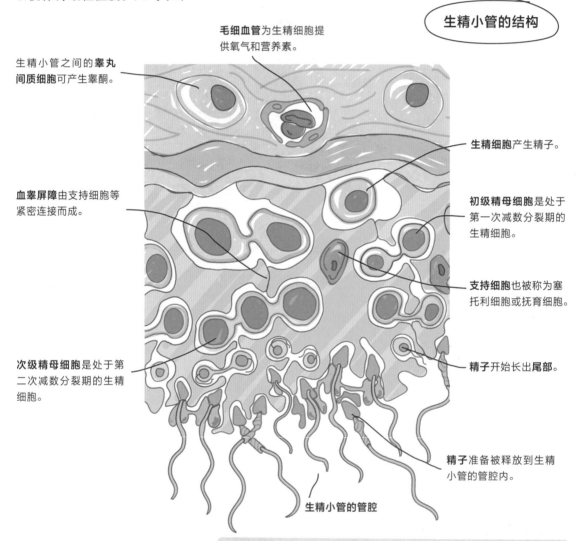

生精小管的结构

毛细血管为生精细胞提供氧气和营养素。

生精小管之间的**睾丸间质细胞**可产生睾酮。

血睾屏障由支持细胞等紧密连接而成。

生精细胞产生精子。

初级精母细胞是处于第一次减数分裂期的生精细胞。

支持细胞也被称为塞托利细胞或抚育细胞。

次级精母细胞是处于第二次减数分裂期的生精细胞。

精子开始长出**尾部**。

精子准备被释放到生精小管的管腔内。

生精小管的管腔

精子发生指生精小管产生精子的过程。这一过程需要通过减数分裂来产生配子和形成精细胞（精子形成）。

睾丸的显微结构

精原细胞由原始生殖细胞发育而来，在青春期之前一直处于休眠状态。到了青春期，精原细胞依次发育成初级精母细胞、次级精母细胞、精子细胞和精子。

女性生殖系统

女性生殖系统包括两个卵巢（用于产生配子）、输卵管、子宫、阴道和外生殖器。女性生殖道通过输卵管腹腔口与腹腔内部相连。

卵巢

两个卵巢紧贴在盆腔侧壁上，**卵巢悬韧带**内从上腹下行的血管为卵巢提供血液和营养素。悬韧带含有卵巢动脉、静脉、神经和淋巴管丛。

女性生殖系统
（正视图）

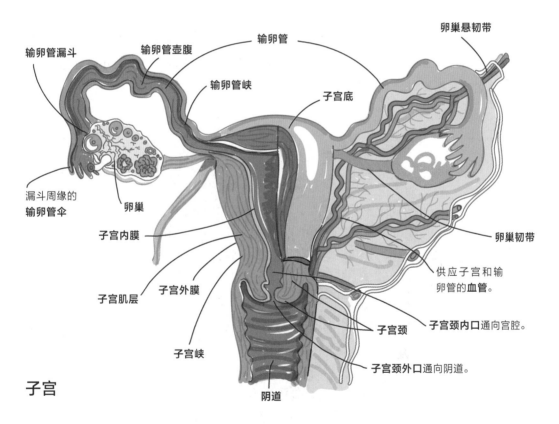

输卵管漏斗 **输卵管壶腹** **输卵管**

输卵管峡

子宫底

卵巢悬韧带

漏斗周缘的**输卵管伞**

卵巢

子宫内膜

子宫肌层 **子宫外膜**

卵巢韧带

供应子宫和输卵管的**血管**。

子宫颈内口通向宫腔。

子宫颈

子宫峡

子宫颈外口通向阴道。

阴道

子宫

子宫是负责妊娠（胚胎发育）和分娩（胎儿娩出）的器官。子宫壁有三层，从内向外依次是**子宫内膜**、**子宫肌层**（平滑肌）和**子宫外膜**（或称子宫浆膜）。

子宫肌层的平滑肌呈纵行、斜行、环形三个方向排列，以便子宫在生产时能产生均匀、协调的收缩，把胎儿娩出。子宫呈梨形，包括位于子宫附件（见第184页）上方的子宫底、子宫体和通向**阴道**的子宫颈。子宫体与子宫颈相接的狭窄区域叫作**子宫峡**。

宫腔

子宫颈的管道开口通向子宫体（**内口**）和阴道（**外口**）。子宫颈管黏膜有皱襞，紧锁在一起能防止微生物渗透，但在排卵期可以打开并允许精子进入，在月经期能让血液和脱落的子宫内膜排出。

输卵管

成对的**输卵管**把精子向上运送到卵巢，把卵子向下运送到子宫体。

输卵管有 4 个区域：**间质部**、**峡部**、**壶腹部**（受精通常在此进行）和**漏斗部**。

漏斗周缘有指状突起，被称为**输卵管伞**，环绕着卵巢。漏斗中央有一个开口叫**输卵管腹腔口**，精子和卵子能从这里通过（见第 183 页）。

阴道

阴道是一条肌肉管，可接受勃起的阴茎输送精液。它也是产道的重要组成部分（见第 187 页）。分娩时，阴道的直径能扩大至 10 厘米，之后恢复到正常尺寸。

中空时，阴道的横切面呈"H"形，有前后壁。

子宫颈伸入阴道的部分叫作**子宫颈阴道部**。**阴道穹隆**是阴道内环绕子宫颈阴道部的隐窝。

阴道下端的开口被称为**阴道前庭**，在两片**小阴唇**之间。

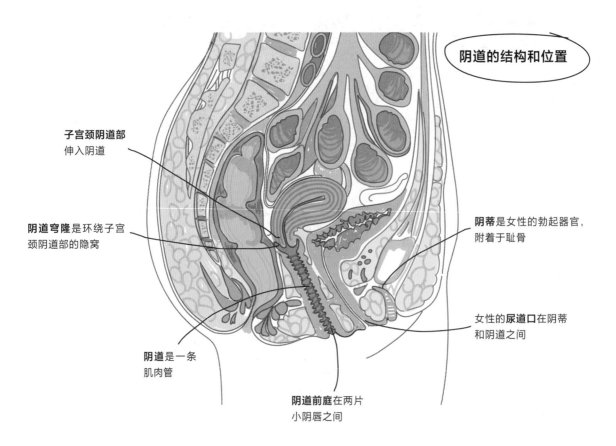

阴道的结构和位置

子宫颈阴道部伸入阴道

阴道穹隆是环绕子宫颈阴道部的隐窝

阴道是一条肌肉管

阴道前庭在两片小阴唇之间

阴蒂是女性的勃起器官，附着于耻骨

女性的**尿道口**在阴蒂和阴道之间

卵巢和卵子发生

卵巢不仅在卵子发生的过程中产生卵子，还分泌雌激素和孕酮，用于促进第二性征发育，以及应对月经周期和孕期中反复发生的变化。

卵巢紧贴于盆腔侧壁，在输尿管和髂外静脉之间。

输卵管在卵巢上端拱起，输卵管伞包裹着卵巢表面，准备接收次级卵母细胞。卵巢被**生发上皮**覆盖，其下的纤维层被称为**白膜**。卵巢分为外层**皮质**和内层**髓质**。

皮质包含被结缔组织包绕的**卵泡**（处于不同发育阶段的卵母细胞，再加上卵母细胞周围的颗粒细胞）。当周围的颗粒细胞形成单层时，它们被称为**卵泡细胞**。髓质包含结缔组织和血管分支。

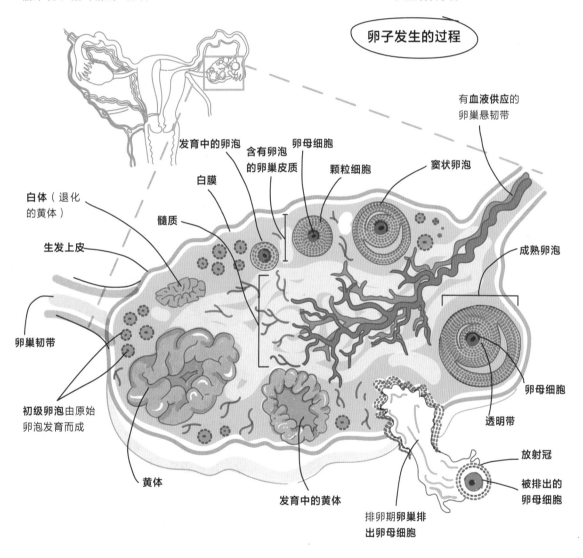

卵子发生的过程

卵子发生是指配子在卵巢中形成的过程。卵子发生的初始阶段始于胎儿期的卵巢，此时生殖细胞分化成卵原细胞。

大多数卵原细胞都会退化，但有些会发育成**初级卵母细胞**。初级卵母细胞在胎儿期进入第一次减数分裂前期，但不会继续发育。每个初级卵母细胞及其周围的颗粒细胞被称为**原始卵泡**。

卵泡

青春期过后直到绝经前，腺垂体分泌的卵泡刺激素和黄体生成素（见下文）每个月都会刺激原始卵泡发育成**初级卵泡**（被**颗粒细胞**包围的**卵母细胞**）。

当颗粒细胞积聚卵泡液形成窦状卵泡时，初级卵泡会发育成**次级卵泡**。颗粒细胞的最内层附着在卵母细胞的透明带上，形成**放射冠**。

当第一次减数分裂完成，第二次减数分裂开始并进入中期阶段时，每个月会有一到两个次级卵泡变成**成熟卵泡**（或称**赫拉夫卵泡**）。在排卵期，成熟卵泡破裂，把次级卵母细胞释放到腹膜腔中。

排卵期过后，卵泡的剩余部分发育成**黄体**。如果没有怀孕，黄体就会在两周后退化成白体。

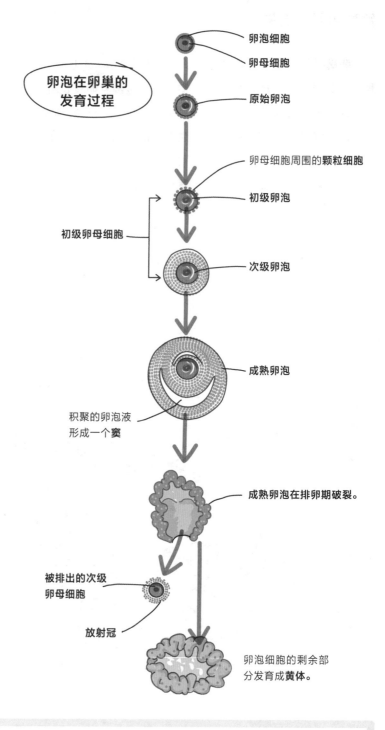

卵泡在卵巢的发育过程

- 卵泡细胞
- 卵母细胞
- 原始卵泡
- 卵母细胞周围的颗粒细胞
- 初级卵泡
- 初级卵母细胞
- 次级卵泡
- 成熟卵泡
- 积聚的卵泡液形成一个窦
- 成熟卵泡在排卵期破裂。
- 被排出的次级卵母细胞
- 放射冠
- 卵泡细胞的剩余部分发育成**黄体**。

孕期和绝经后的卵巢

如果怀孕，黄体就不会退化，它会分泌孕酮、雌激素、松弛素和抑制素，为孕早期提供支持和为分娩做准备。

育龄结束后，女性进入更年期，卵巢对激素刺激的敏感度下降，雌激素的分泌量减少。最终，卵巢萎缩。

分娩

分娩时，子宫壁的平滑肌有节奏地收缩，将胎儿及胎盘娩出。在神经垂体分泌的催产素的影响下，子宫附件附近的起搏细胞会设定有规律的节奏，被称为**宫缩**。

胎盘为胎儿供应氧气和营养素，是一个重要的内分泌器官。胎盘是胎儿的重要附属结构，在第三产程被排出。

子宫肌层的平滑肌在第一产程有节奏地收缩。这促使子宫颈扩张，以便胎儿在第二产程娩出。

产道是胎儿娩出的通道，从子宫体轴延伸到阴道轴。

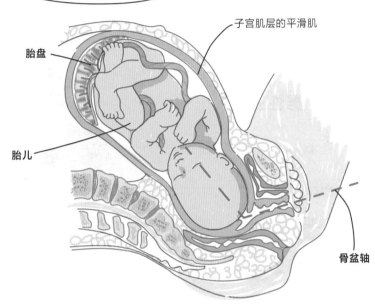

在产道的胎儿

胎盘

胎儿

子宫肌层的平滑肌

骨盆轴

外生殖器

女性外生殖器位于**会阴**。女性会阴的主要部分是成对的肉质**大阴唇**，中间是女阴裂。

在大阴唇相接处，有一个位于中线的脂质隆起，被称为**阴阜**，它位于耻骨联合前方。青春期后，大阴唇和阴阜会产生色素沉淀，并被阴毛覆盖。

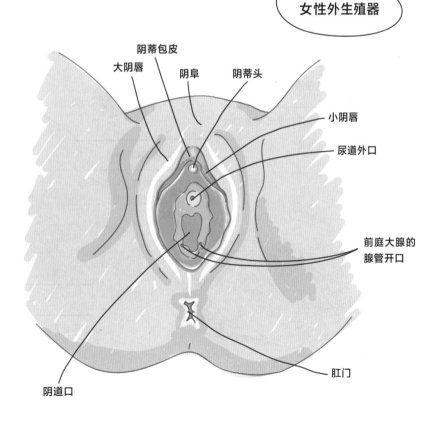

女性外生殖器

阴蒂包皮

大阴唇

阴阜

阴蒂头

小阴唇

尿道外口

前庭大腺的腺管开口

肛门

阴道口

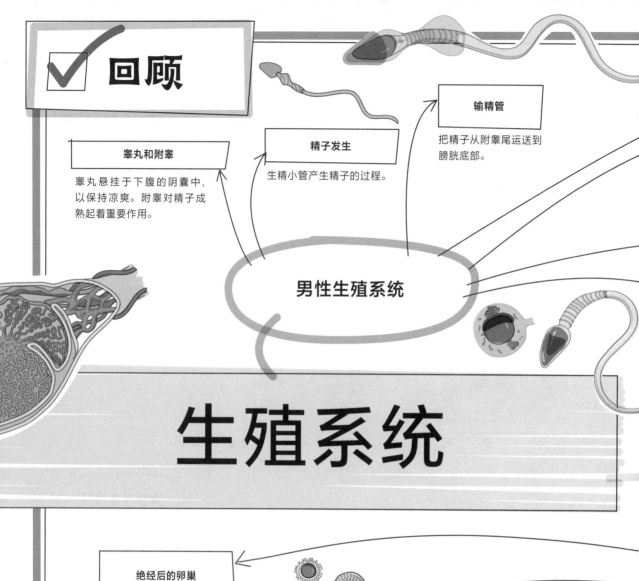

输精管

把精子从附睾尾运送到膀胱底部。

睾丸和附睾

睾丸悬挂于下腹的阴囊中，以保持凉爽。附睾对精子成熟起着重要作用。

精子发生

生精小管产生精子的过程。

男性生殖系统

生殖系统

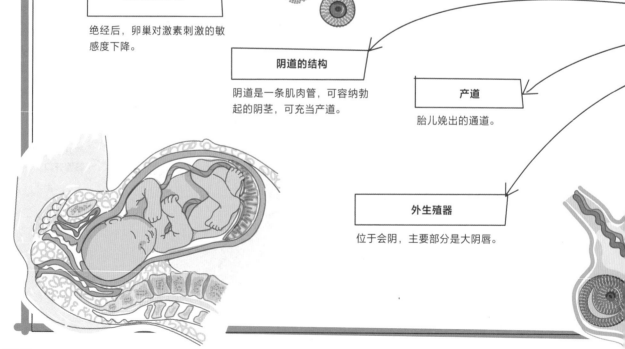

绝经后的卵巢

绝经后，卵巢对激素刺激的敏感度下降。

阴道的结构

阴道是一条肌肉管，可容纳勃起的阴茎，可充当产道。

产道

胎儿娩出的通道。

外生殖器

位于会阴，主要部分是大阴唇。

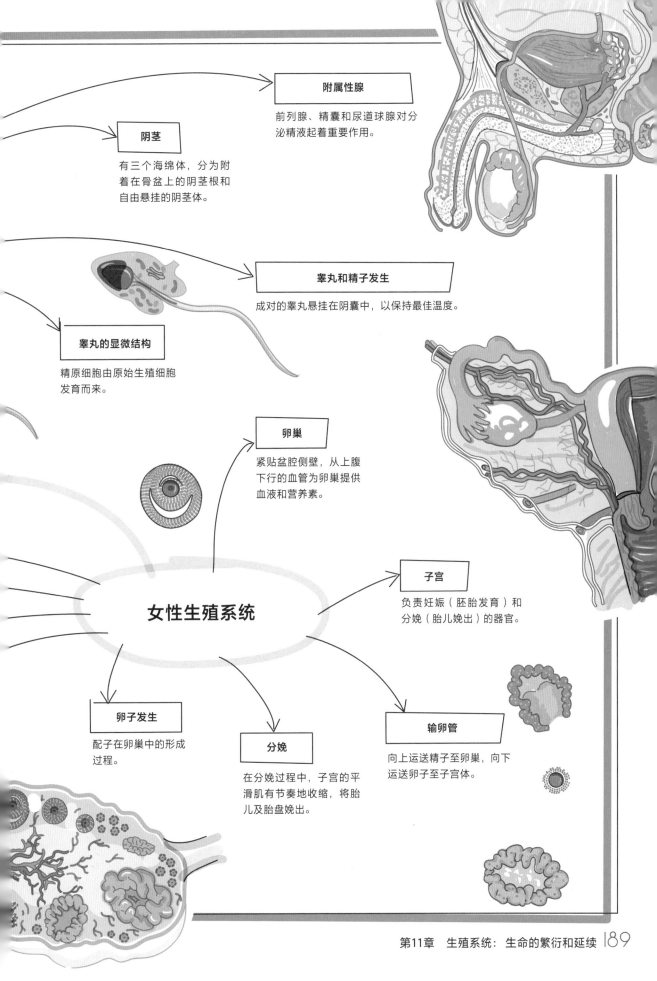

附属性腺

前列腺、精囊和尿道球腺对分泌精液起着重要作用。

阴茎

有三个海绵体，分为附着在骨盆上的阴茎根和自由悬挂的阴茎体。

睾丸和精子发生

成对的睾丸悬挂在阴囊中，以保持最佳温度。

睾丸的显微结构

精原细胞由原始生殖细胞发育而来。

卵巢

紧贴盆腔侧壁，从上腹下行的血管为卵巢提供血液和营养素。

女性生殖系统

子宫

负责妊娠（胚胎发育）和分娩（胎儿娩出）的器官。

卵子发生

配子在卵巢中的形成过程。

分娩

在分娩过程中，子宫的平滑肌有节奏地收缩，将胎儿及胎盘娩出。

输卵管

向上运送精子至卵巢，向下运送卵子至子宫体。

第 12 章

内分泌系统：
让人捉摸不透的复杂系统

内分泌腺将其产物（激素）分泌到血流或体腔中，外分泌腺则分泌激素到上皮面。激素分为肽类（比如胰岛素）和固醇类（比如雌激素和孕酮）。肽类激素通过锁定细胞表面的受体分子，引发细胞质的变化，由此发挥作用。固醇类激素在进入细胞核之前被运输到细胞中，附着在细胞质内的分子伴侣（或称伴随分子）上，去改变细胞活性。

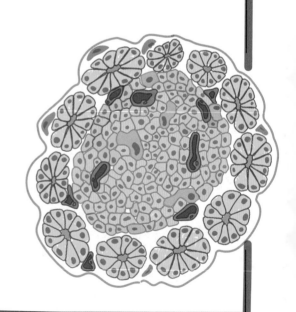

内分泌腺

内分泌腺总是成对出现或位于人体中线的位置，分布于头部、颈部和躯干，有着丰富的血液供应。

反馈控制系统

内分泌系统由负反馈回路调节。在负反馈回路中，腺体分泌的激素决定了血液中的激素水平，或者引发身体状态变化，停止刺激腺体分泌激素。

对内分泌腺的刺激

以下方法能达到刺激内分泌腺的目的：

* 体液（血液循环）因素，比如血液中的钙浓度下降会刺激甲状旁腺激素的分泌
* 神经控制，比如下丘脑神经元轴突从神经垂体释放激素
* 激素，比如腺垂体分泌的促甲状腺素能触发甲状腺分泌更多的甲状腺激素

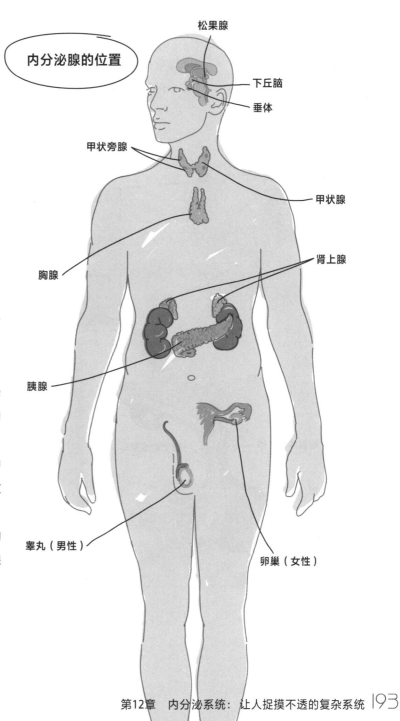

内分泌腺的位置

松果腺

下丘脑

垂体

甲状旁腺

甲状腺

胸腺

肾上腺

胰腺

睾丸（男性）

卵巢（女性）

腺垂体及其激素

垂体由原始口腔顶部的突出囊状结构（拉特克囊）和大脑的隆起（神经垂体）发育而成，因此它起源于上皮和神经。

垂体的位置和解剖结构

垂体位于蝶骨的垂体窝，通过垂体柄或漏斗与下丘脑相连，有丰富的血流供应。

垂体分为前叶和后叶，前叶占垂体质量的75%。垂体前叶也叫腺垂体，依次分为球根状的远侧部和管状的结节部（包裹着漏斗）；后叶也叫作神经垂体。

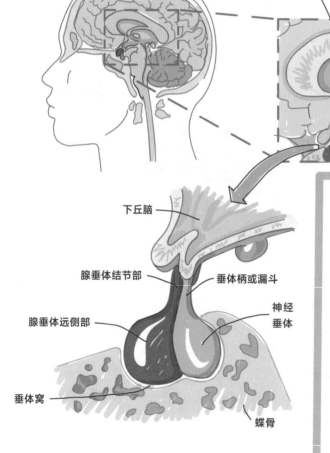

下丘脑和垂体

下丘脑

下丘脑

腺垂体结节部

垂体柄或漏斗

腺垂体远侧部

神经垂体

垂体窝

蝶骨

细胞类型

腺垂体的细胞按其对染料的亲和度分类如下：

* **嗜碱性细胞**占细胞总数的10%，它们分泌促甲状腺素、卵泡刺激素、黄体生成素和促肾上腺皮质激素。

* **嗜酸性细胞**占细胞总数的40%，它们分泌生长激素和催乳素。

* **嫌色细胞**占细胞总数的50%，它们不分泌激素。它们可能是已释放激素的嗜碱性细胞或嗜酸性细胞。

来自下丘脑的控制

下丘脑通过释放或抑制激素或因子，去调节腺垂体的功能，这些激素或因子经垂体门静脉系统从下丘脑进入腺垂体。

下丘脑的神经分泌细胞释放或抑制激素从细胞的轴突末端进入门静脉系统毛细血管，使激素沿漏斗向下流入腺垂体。

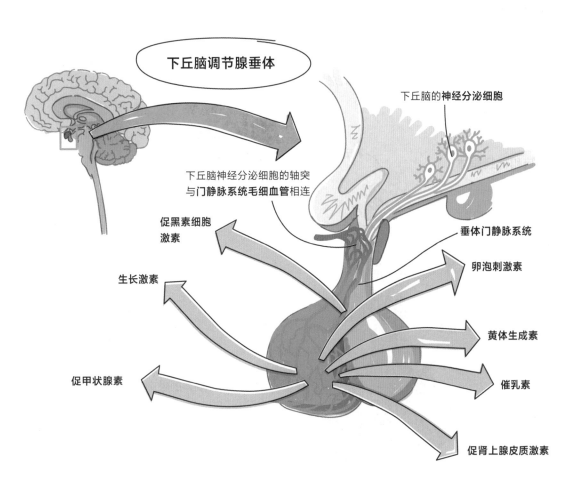

下丘脑调节腺垂体

下丘脑的神经分泌细胞

下丘脑神经分泌细胞的轴突
与门静脉系统毛细血管相连

促黑素细胞激素

生长激素

促甲状腺素

垂体门静脉系统

卵泡刺激素

黄体生成素

催乳素

促肾上腺皮质激素

腺垂体激素的作用

生长激素刺激组织产生胰岛素样生长因子，促进人体生长，调节新陈代谢。

促甲状腺素控制甲状腺激素的分泌。

在女性体内，卵泡刺激素刺激卵泡发育，引导卵巢分泌

雌激素。在男性体内，卵泡刺激素可刺激精子的产生。

在女性体内，黄体生成素刺激卵巢分泌雌激素和孕酮，形成黄体。在男性体内，黄体生成素刺激睾丸间质细胞分泌睾酮。

催乳素使乳房做好分泌乳

汁的准备。

促肾上腺皮质激素刺激肾上腺皮质分泌糖皮质激素。

促黑素细胞激素产生于腺垂体和神经垂体之间，在人体内的作用尚不明确，但可能导致皮肤变得暗沉。

神经垂体及其激素

神经垂体由胚胎下丘脑的一个隆起衍化而来，与大脑神经元群通过轴突连接。

神经垂体的结构

神经垂体也被称为垂体后叶。神经垂体本身不合成激素，但它含有从下丘脑神经元衍化而来的可分泌激素的轴突。

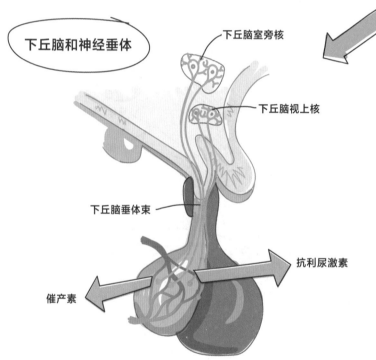

下丘脑和神经垂体

下丘脑室旁核

下丘脑视上核

下丘脑垂体束

催产素

抗利尿激素

从下丘脑到神经垂体的神经通路被称为下丘脑垂体束，包含从下丘脑视上核、室旁核到神经垂体的轴突。这些轴突把激素释放到血流中。

神经垂体激素的功能

催产素影响孕期和哺乳期的女性。

* 它能在分娩时增强子宫平滑肌的收缩。

* 它能刺激乳汁从乳腺排出（排乳反射）。

在未孕女性和男性体内，催产素能改善伴侣关系，增加对幼儿的关爱。

抗利尿激素（或血管升压素）作用于肾，促进肾小球滤液对血液中水分的重吸收，从而保持人体内的水分。当缺乏抗利尿激素（比如垂体受损）时，每天的尿量会增加到 20 升。

甲状腺和甲状旁腺

甲状腺位于下颈部，环绕着气管软骨，呈双叶状结构，由中央的甲状腺峡部连接左右两叶。

甲状腺细胞

甲状腺绝大部分由甲状腺滤泡组成。滤泡细胞构成了大部分滤泡壁，受腺垂体的促甲状腺素控制。每个滤泡的中央含有一种名为**胶质**（甲状腺球蛋白）的蛋白质。

滤泡旁细胞位于滤泡之间或嵌入滤泡壁。滤泡旁细胞分泌降钙素来应对高于正常水平的血钙。

降钙素能抑制破骨细胞对骨的重吸收，加速骨骼对钙和磷酸盐的吸收。

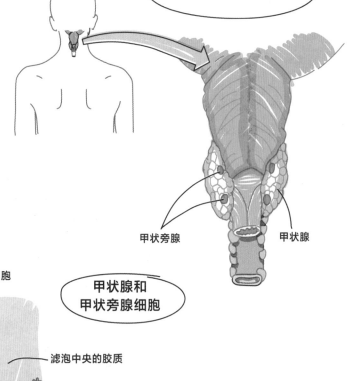

甲状腺和甲状旁腺的位置

甲状旁腺   甲状腺

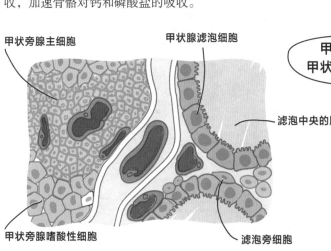

甲状腺和甲状旁腺细胞

甲状旁腺主细胞

甲状腺滤泡细胞

滤泡中央的胶质

甲状旁腺嗜酸性细胞

滤泡旁细胞

甲状旁腺

甲状旁腺指 4 个豌豆大小的腺体，嵌在甲状腺侧叶后缘。它包含两种类型的细胞：分泌甲状旁腺激素的**主细胞**和嗜酸性细胞（作用未知）。

甲状旁腺激素能提高血钙和血镁水平，降低血磷水平，增强破骨细胞对骨的重吸收和肾对钙的重吸收。

甲状腺激素的功能

滤泡细胞在促甲状腺素的作用下，会分泌两种含碘的甲状腺激素。其中，甲状腺素（或称四碘甲腺原氨酸）有 4 个碘原子，三碘甲腺原氨酸有 3 个碘原子。这两种激素都具有以下调节功能：

* 细胞的耗氧量和基础代谢率

* 细胞代谢

* 生长和发育

胰腺内分泌部

胰腺内分泌部由 100 万~200 万个胰岛（或称朗格汉斯岛）组成，胰岛是嵌入胰腺外分泌部的球状细胞团。

胰岛的结构

胰岛是球状细胞团，通过胰岛–腺泡门脉系统与周围的胰腺外分泌部的血管相连。这种连接使胰岛素能控制胰腺外分泌部的功能。目前已知有 4 种分泌胰岛素的细胞：α细胞、β细胞、δ细胞和 PP 细胞。

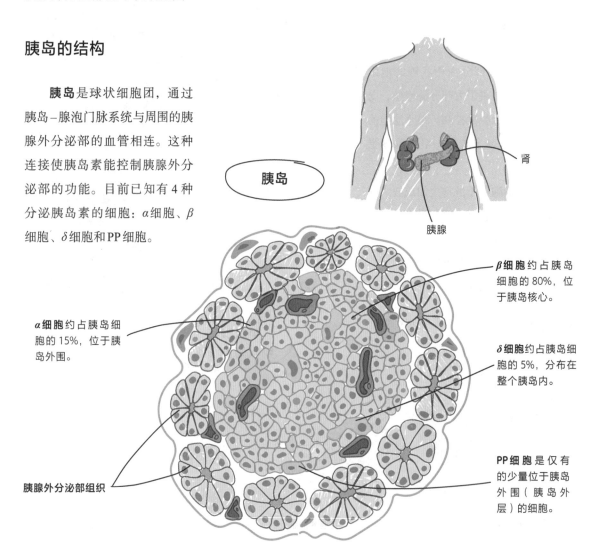

胰岛

肾

胰腺

β细胞约占胰岛细胞的 80%，位于胰岛核心。

δ细胞约占胰岛细胞的 5%，分布在整个胰岛内。

α细胞约占胰岛细胞的 15%，位于胰岛外围。

PP 细胞是仅有的少量位于胰岛外围（胰岛外层）的细胞。

胰腺外分泌部组织

α细胞在低血糖时分泌胰高血糖素。胰高血糖素使肝糖原加速分解为葡萄糖，促进肝脏产生葡萄糖（糖异生），以提高血糖。

β细胞在血糖升高时分泌胰岛素。胰岛素加速细胞对葡萄糖的吸收，促进肝脏中的葡萄糖转化为糖原，减少肝脏中葡萄糖的产生，以降低血糖。

δ细胞分泌胃泌素和生长抑素。胃泌素促进胃酸分泌。生长抑素抑制胰岛素和胰高血糖素的分泌，减缓消化管对营养素的吸收速度。

PP 细胞分泌胰多肽。这种激素直接作用于周围的胰腺外分泌部，抑制酶的分泌。它还能抑制胆囊收缩，抑制δ细胞分泌生长抑素。

肾上腺皮质和髓质

肾上腺位于左右肾的内上缘，紧贴腹后壁。每个肾上腺都有外层皮质和内层髓质。

肾上腺皮质和髓质的胚胎起源不同。肾上腺皮质源自腹后壁，肾上腺髓质源自神经嵴（一类产生于折叠状神经板边缘的细胞，见第82页）。

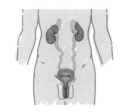

肾上腺皮质的结构

肾上腺皮质有三层。

球状带： 球状细胞团和拱状细胞团的最外层，位于被膜下，占肾上腺皮质的10%~15%。

束状带： 由长而直的细胞索组成的中间层，占肾上腺皮质的75%。

网状带： 由条索状细胞分支组成的内层，占肾上腺皮质的5%~10%。

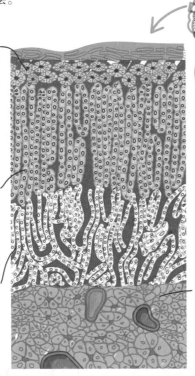

肾上腺髓质的嗜铬细胞

肾上腺皮质激素包括：

* **盐皮质激素**（比如醛固酮），由球状带分泌。醛固酮能刺激肾保留钠离子，以及分泌钾离子、氢离子。

* **糖皮质激素**（主要是皮质醇），由束状带在腺垂体的促肾上腺皮质激素的刺激下分泌。皮质醇能刺激肝脏制造葡萄糖，具有抗炎作用，还能抑制细胞和体液免疫。

* **雄激素**，由网状带分泌。主要包括脱氢表雄酮和雄烯二酮。这两种激素都可以转化为睾酮或雌激素，在青春期促进女孩的阴毛生长。

肾上腺髓质激素

肾上腺髓质含有嗜铬细胞，这是一种经过修饰的交感神经元。

嗜铬细胞能分泌肾上腺素、去甲肾上腺素和多巴胺。在交感神经的刺激下，儿茶酚胺被分泌到血流中，能增加骨骼肌的血流量，提高心率和心脏收缩力。

性腺和生殖激素

性腺分泌类固醇激素，不仅能调节性功能，还能促进第二性征发育。

青春期的人体生长

在灵长类动物中，人类的与众不同之处在于性成熟前后会出现青少年发育陡增。这种发育陡增可促进四肢长骨的生长，使个体身高迅速增加。发育陡增由生长激素、甲状腺激素和性激素控制。相比之下，其他灵长类动物的生长期更加平缓。人类这种不同寻常的发育陡增，可能与直立行走及急速拉长四肢骨骼的需要有关。

女性生殖周期

在育龄阶段，女性将会经历周期性的激素变化，并引发卵巢和子宫的变化。每个周期大约是 28 天，为释放次级卵母细胞和怀孕做准备。

这个周期分为三个阶段。卵巢周期和子宫周期的每个阶段的名称详见右表。（卵泡发育的各个阶段见第 185~186 页。）

月经期是子宫上皮脱落和出血的阶段。

在**增生期**，子宫内膜的厚度增加一倍，子宫内膜的腺体和血管处于生长状态。

在**分泌期**，子宫内膜腺体开始分泌糖原，为怀孕做好准备。

	卵巢周期	子宫周期
第 1~5 天	卵泡期	月经期
第 6~14 天	卵泡期	增生期
第 14 天	排卵期	—
第 15~28 天	黄体期	分泌期

来自下丘脑的促性腺激素释放激素控制着女性的生殖周期。促性腺激素释放激素能刺激腺垂体释放卵泡刺激素和黄体生成素。

卵泡刺激素使卵泡开始在卵巢中生长和分泌雌激素。黄体生成素刺激卵泡进一步发育和分泌雌激素，还会在生殖周期中期（第 14 天）触发排卵，并促进黄体形成。黄体又会分泌雌激素、孕酮、松弛素和抑制素。

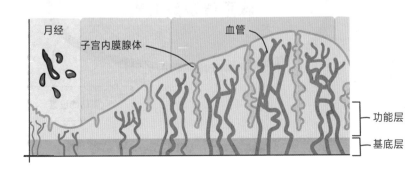

黄体生成素

卵泡刺激素

初级卵泡　次级卵泡　囊状卵泡　排卵　黄体　黄体退化

卵泡期　排卵期　黄体期
（第14天）

雌激素

孕酮

天数

1　　6　　10　　　20　　25　　　28
月经期　增生期　　　分泌期

月经　　　　　　　　　　血管

子宫内膜腺体

功能层

基底层

月经周期

月经周期与垂体激素（卵泡刺激素和黄体生成素）、卵巢激素（雌激素和孕酮）、卵泡发育、子宫内膜的结构和功能等的节律性变化有关。

第二性征

青春期是第二性征开始发育的人类阶段，由下丘脑的促性腺激素释放激素在睡眠过程中产生的卵泡刺激素和黄体生成素脉冲触发。

第二性征是由雄激素和雌激素导致的。男性第二性征包括：声韧带拉长致使声音变低，肌肉量增加，面毛、腋毛和阴毛生长，阴茎延长，以及睾丸发育。

女性第二性征包括：乳房、大腿和臀部脂肪增多，阴毛和腋毛生长，第一次月经来潮（月经初潮）等。

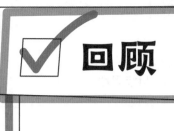

回顾

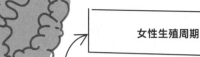

女性生殖周期

下丘脑分泌的促性腺激素释放激素负责控制女性生殖周期。

反馈控制系统

内分泌系统由负反馈回路调节。

对内分泌腺的刺激

内分泌腺受到体液因素、神经控制和激素的刺激。

性腺和生殖激素

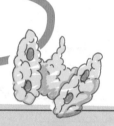

内分泌腺

青春期

由促性腺激素释放激素在睡眠过程中产生的卵泡刺激素和黄体生成素脉冲触发。

内分泌系统

腺垂体激素

包括生长激素、促甲状腺素、卵泡刺激素、黄体生成素、催乳素、促肾上腺皮质激素和促黑素细胞激素。

腺垂体的细胞类型

包括嗜碱性细胞、嗜酸性细胞和嫌色细胞。

腺垂体及其激素

由下丘脑控制

下丘脑通过释放或抑制激素，对腺垂体的功能进行调节。

垂体的位置

位于蝶骨的垂体窝。

青春期的人体生长

人类在性成熟前后会出现青少年发育陡增。

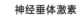

神经垂体激素

轴突分泌催产素和抗利尿激素（升压素）。

神经垂体及其激素

神经垂体

也被称为垂体后叶。

甲状腺

主要由甲状腺滤泡组成。

甲状旁腺

4 个豌豆大小的腺体，嵌在甲状腺侧叶后缘。

甲状腺和甲状旁腺

胰腺内分泌部

α 细胞和 β 细胞

α 细胞分泌胰高血糖素，β 细胞分泌胰岛素。

胰岛的结构

占胰腺体积的 1%~2%。

δ 细胞和 PP 细胞

δ 细胞分泌胃泌素和生长抑素，PP 细胞分泌胰多肽。

肾上腺皮质和髓质

肾上腺皮质激素

包括盐皮质激素、糖皮质激素和雄激素。

肾上腺皮质的结构

有三层：球状带、束状带和网状带。

肾上腺髓质激素

含有嗜铬细胞，是一种经过修饰的交感神经元。

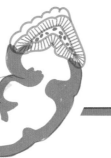

致谢

感谢莎拉·斯基特（Sarah Skeate）提供的内容翔实的插图、简·麦克纳（Jane McKenna）新颖的英文版面设计，以及辛西娅·普菲尔曼（Cynthia Pfirrmann）的专业建议。